Saúde e participação popular em questão

FUNDAÇÃO EDITORA DA UNESP

Presidente do Conselho Curador
Herman Jacobus Cornelis Voorwald

Diretor-Presidente
José Castilho Marques Neto

Editor-Executivo
Jézio Hernani Bomfim Gutierre

Conselho Editorial Acadêmico
Alberto Tsuyoshi Ikeda
Áureo Busetto
Célia Aparecida Ferreira Tolentino
Eda Maria Góes
Elisabete Maniglia
Elisabeth Criscuolo Urbinati
Ildeberto Muniz de Almeida
Maria de Lourdes Ortiz Gandini Baldan
Nilson Ghirardello
Vicente Pleitez

Editores-Assistentes
Anderson Nobara
Henrique Zanardi
Jorge Pereira Filho

LÍRIA MARIA BETTIOL

Saúde e participação popular em questão

O programa saúde da família

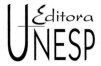

© 2006 Editora Unesp

Direitos de publicação reservados à:

Fundação Editora da Unesp (FEU)
Praça da Sé, 108
01001-900 – São Paulo – SP
Tel.: (Oxx11) 3242-7171
Fax: (Oxx11) 3242-7172
www.editoraunesp.com.br
www.livrariaunesp.com.br
feu@editora.unesp.br

CIP – Brasil. Catalogação na fonte
Sindicato Nacional dos Editores de Livros, RJ

B466s

Bettiol, Líria Maria

Saúde e participação popular em questão: o Programa Saúde da Família/ Líria Maria Bettiol. – São Paulo: Editora Unesp, 2006.

Inclui bibliografia

ISBN 85-7139-664-7

1. Programa Saúde da Família (Brasil). 2. Saúde pública – Brasil. 3. Família – Saúde e higiene – Programa governamental – Brasil. 4. Política de saúde – Brasil – História. I. Título. II. Título: O Programa Saúde da Família.

06-1934   CDD 362.820981
                                                          CDU 614.39(81)

Este livro é publicado pelo *Programa de Publicação de Melhores Teses ou Dissertações na Área de Humanas* – Pró-Reitoria de Pós-Graduação da Unesp (PROPG) / Fundação Editora da Unesp (FEU)

Editora afiliada:

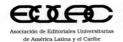

Asociación de Editoriales Universitarias de América Latina y el Caribe

Associação Brasileira de Editoras Universitárias

Aos usuários do Sistema Único de Saúde que ainda esperam em filas, que são mal atendidos ou não conseguem atendimento e, por razões diversas, não sabem a força que têm e que mesmo os escravos nasceram livres, e a liberdade é que pode fazer mover todas as coisas.

A meu querido Fábio
"Intenções, e orações, aflições
Vamos repartir
Pensando bem
Quantos sonhos deixamos pra trás
Outros porém
Nós tornamos reais.
Vida bela, linda vida.
Porque não vive muito tempo ainda,
junto com você"

(Música "Vida Bela, Vida" – Guilherme Rondon – Paulo Simões)

À Fátima Mostapha (*in memoriam*).

SUMÁRIO

Prefácio 9

Apresentação 13

Introdução 25

1. A história das políticas de saúde no Brasil:
    da Revolta da Vacina (1904) ao
    Programa Saúde da Família – PSF (1994) **29**

2. O Programa Saúde da Família: da proposta
    internacional à realidade local **65**

3. A participação e a Atenção Básica **109**

Considerações finais **141**

Referências bibliográficas **147**

Prefácio

Reconstruir o tema da participação da população em sua própria saúde, ressaltando a visão de saúde como vida, é a tarefa a que não se furtou, com entusiasmo e coragem, Líria Maria Bettiol em sua dissertação de mestrado. A autora, assistente social comprometida com sua prática, nos traz esse elemento na implantação do Programa Saúde da Família – PSF, demonstrando o trabalho desenvolvido enquanto ação da sociedade brasileira no controle social nas políticas públicas de saúde. O estudo de Líria permite entender o processo de exclusão popular brasileiro com os primeiros passos já negados nos caminhos iniciais da educação e nos faz rever as contradições sociais que envolvem as cobranças acadêmicas por movimentos sociais no Brasil. Este olhar vem revelar uma face bastante frequente no povo brasileiro – desinformado, sem capacidade de argumentação em sua própria defesa, politicamente inexperiente e socialmente vulnerável –, alijado de conquistas da civilização desde as primeiras etapas de sobrevivência.

A falta de condições sociais dignas leva ao medo de que tudo possa piorar, de que os donos do poder se tornem absolutamente perversos se ameaçados e de que as consequências sejam sentidas sempre pela parcela da população mais desfavorecida. Na sabedoria oprimida, melhor não dizer o que se sabe, não ver a evidência, ocultar a opinião. É quando as pequenas estratégias de sobrevivência tomam corpo, preferindo-se a invisibilidade nacional, contornando as forças que se pensa (sabe?) não poder enfrentar. Essa falta de exercício de prática política vem determinando e impondo a dificuldade de acesso aos serviços de saúde pública, e provocando uma integração passiva às políticas públicas na forma em que são concedidas pelo Estado.

Surge daí o grande desafio em efetivar a visão da saúde como direito, conquistada pela via da dimensão cívica e legal do controle social da população para se fazer valer os princípios de equidade e justiça social.

Ao abrir mão deste direito de vigilância, do controle social sobre o financiamento público dos programas de saúde, a população deixa de utilizar um poderoso instrumento de transformação social.

Destacamos então, como aspectos centrais contraditórios nessa forma peculiar de a sociedade brasileira exercer a democracia, a necessidade premente de exercer o controle social sobre o Estado, convivendo simultaneamente com o receio arquétipo de *levantar a ira do dragão contra o povoado*... Correr riscos para quem já sabe de antemão que tudo será enormemente difícil, e que a luta não será entendida como originária do *empowerment* social, torna a participação uma aventura que pode vir a fechar as mal entreabertas portas e encerrar oportunidades antes ainda de conquistadas.

Participação é, então, o desenvolvimento de uma consciência peculiar, a de ter/ser parte no todo, assumindo o compromisso consigo mesmo, com os outros seres humanos, o meio ambiente e o próprio planeta.

Ao levantar os diferentes tópicos de uma estratégia de implantação participativa de modelo universal de saúde, envolvendo os aspectos preventivos e assistenciais, surge a possibilidade de transformação da sociedade em conjunto de cidadãos autônomos e livres, responsáveis pelas ações de saúde; deveres assumidos gerando direitos.

O PSF, para se efetivar na realidade até agora apontada, tem-se apresentado como uma quase inviabilidade em nossa sociedade, necessitando de persistente e contínua atitude pró-ativa no enfrenta-

SAÚDE E PARTICIPAÇÃO POPULAR EM QUESTÃO **11**

mento das dificuldades sedimentadas. A complementaridade entre as ações preventiva e curativa na área da saúde pública não se observa e o tratamento de doenças já instaladas, embora muito mais doloroso e dispendioso, continua hegemônico. Não há, contudo, sequer evidências da possibilidade mediata de se minar essa área tão preservada do capitalismo embutido nos planos de saúde, na assistência privada e sua hotelaria deslumbrante, no acesso aos medicamentos de última geração destinados a alguns, não a todos os brasileiros.

Nesse panorama, uma aragem nova nos vem da pequena Estância Turística de Santa Fé do Sul, um São Paulo quase Minas Gerais, quase Mato Grosso do Sul. É o cenário focalizado que a autora traz para o centro da discussão, em uma montagem original e inovadora, a apropriação do tema caminhando do abstrato para o real, interligando o Sistema Único de Saúde com a sua efetivação local. Não que sejam desprezados os obstáculos para se instalar uma equipe do PSF, mas a questão é apresentada como ação dentro de uma determinada realidade, situada em sua cidade. Descreve o sistema de saúde e as políticas públicas de forma concisa e apropriada, passando pela história delas no Brasil, detendo-se na análise das Conferências Nacionais de Saúde e no retorno propiciado à população. Apresenta os desencontros e superposições dessas políticas no país, refletindo a cisão entre educação, saúde, habitação, alimentação, só para citar alguns tópicos levantados.

Para apresentar as reflexões especialmente extraídas de sua pesquisa ao mesmo tempo complexa e desafiadora, Líria lança mão de poesias, letras de músicas, sem perder de vista seu objeto de trabalho, enriquecendo a compreensão e tornando a leitura agradável. As fragilidades e forças imanentes do PSF são reveladas sob os múltiplos ângulos, por meio de depoimentos que vão abrindo aos poucos a caixa de possibilidades a serem realizadas, ainda se percebendo desencontros entre equipe de saúde e usuários, no difícil treino de democracia. Traz apropriadas reflexões sobre a participação popular e as estratégias que vêm sendo utilizadas para desencadeá-la, algumas vezes consideradas "desanimadoras", pois concorrem com outros interesses do usuário, a sobrecarga de trabalho, as telenovelas e, sempre o pior dos fatores, o medo de participar. Numa das falas de usuário, que a autora soube destacar com grande propriedade, se percebe a consciência de povo como "gente pequena, que não vale nada" nas decisões do país.

Tudo isso é encontrado no trabalho da jovem Líria: com clareza e simplicidade, com amor e senso prático, mergulha em sua atividade profissional, descrevendo o seu compromisso amadurecido nas reflexões teórico-práticas, e faz acontecer. Seu entusiasmo e vínculo são sentidos em todo o corpo do trabalho, embora não ignore as dificuldades. Pelo contrário, ela as enfrenta com a mesma convicção, buscando a linguagem do entendimento, lançando as bases de um novo paradigma na sociedade brasileira: é possível agir com qualidade e eficiência na conquista da cidadania pela vida. E o que é mais surpreendente, é possível sentir, forte e real, o movimento por uma transformação social.

A mudança de atitude na implantação das políticas públicas de saúde, na efetivação do SUS em seus desdobramentos atuais a ser realizada em conjunto entre a equipe interprofissional de saúde, a população usuária e suas famílias no próprio local de moradia, transforma a casa do cidadão no espaço pedagógico da saúde.

Íris Fenner Bertani
Professora livre-docente
do Programa de Pós-Graduação em Serviço Social
da Unesp, Câmpus de Franca-SP

Apresentação

O Programa Saúde da Família e o Serviço Social

O Cress – Conselho Regional de Serviço Social – 9ª Região/SP defende a ampliação do Programa Saúde da Família (PSF) de forma que assegure, institucionalmente, a inserção de diferentes profissionais de saúde, entre eles, a do assistente social.

O assistente social, pelo seu próprio perfil e preparo para lidar com a amplitude das questões sociais, está credenciado para a gerência das unidades do PSF. Compreendemos, portanto, que a defesa da ampliação da equipe do Programa Saúde da Família, bem como a inserção do assistente social, respeitada a isonomia de salário e de condições de trabalho, é parte do nosso compromisso ético-político na luta pela implementação das políticas públicas, consignando os princípios constitucionais que garantem os direitos sociais. (Cress 9ª Região, 2001, p.3)

A discussão na categoria dos assistentes sociais é polêmica: há um grupo que acredita que o assistente social não deve se incorporar às Equipes de Saúde da Família (ESF), pelos aspectos contraditórios e mercadológicos envolvidos: num primeiro momento seria considerado dentro de uma "cesta básica" sugerida pelo Banco Mundial, ferindo, nesse caso, os princípios do SUS; e, num segundo momento, o apoio e o espaço para a saúde suplementar se ampliar transformariam o que é um Direito em uma mercadoria.

14 LÍRIA MARIA BETTIOL

A pesquisa sobre o PSF surgiu do trabalho da autora nesse programa como assistente social no período de abril de 2000 a junho de 2001, em que ela constatou forte interesse pelo tema.

Dessa forma, a pesquisa apresenta duas realidades contrapostas: a primeira diz respeito à pesquisa realizada em dezembro de 2000 e janeiro de 2001, que ampliou o papel do assistente social no Programa; a segunda, ao momento atual, em que os profissionais não têm a presença do Serviço Social nas equipes.

Todos os profissionais da pesquisa realizada em 2003, exceto o profissional 1B, não tinham trabalhado com assistente social.[1]

> Por exemplo, a parte do Assistente Social, a gente tem dificuldade porque não temos aqui, acho que Assistente Social seria fundamental termos aqui na empresa, só para o bairro, acho que cada PSF teria que ter. Sou Assistente Social, sou Fonoaudióloga, sou Psicóloga.
>
> Eu acho necessário, porque eu vejo que a população, que tem pessoas que são muito carentes, não tem condições, e para eles, tem uma visão de que a assistente social tem que arrumar tudo, pagar conta de água, remédio, tem que resolver o problema dele, mas eu acho que a assistente social não faz só isso, acho que abrange um plano bem maior. E acho também que a assistente social trabalha com a parte da psicologia, o profissional está mais preparado para aquela área, do que por exemplo o agente comunitário, vocês são mais voltados para darem aquela assistência, não que ele não seja capacitado, mas ele tem aquele treinamento, eles têm o treinamento mais é o básico, mas não o profundo. (Profissional 3B)

---

1 É muito comum nas Unidades de Saúde da Família (USF) da Região Noroeste Paulista, onde está situado o município de Santa Fé do Sul, os médicos acumularem várias funções, devido aos baixos salários. A maioria dos médicos é plantonista no pronto-socorro, alguns atendem outros municípios ou possuem consultório ou lecionam no Curso Técnico de Enfermagem da Funec (Fundação Municipal de Educação e Cultura de Santa Fé do Sul). Dessa forma, não foi possível realizar a entrevista com o profissional, porque os horários disponíveis eram poucos e restritos. Após várias tentativas e desencontros, optou-se pela não realização da entrevista.

SAÚDE E PARTICIPAÇÃO POPULAR EM QUESTÃO   15

É o que eu estava te falando, eu creio que um em cada PSF é muito, mas por exemplo nós temos oito unidades, eu creio que umas três, como a nutricionista, nós temos nutricionista aqui, mas o trabalho da nutricionista é de um dia por semana, dois dias, ela trabalhar em cada PSF, seria uma coisa boa.

Vou contar de uma paciente nossa: é a quarta gestação, 3 cesáreas e uma quarta cesárea está para acontecer; é uma pessoa de baixo poder aquisitivo que necessita de uma laqueadura, e ela só pode conseguir através de um Assistente Social. Se o PSF tivesse, já resolveria este problema dela, não resolveria? Ela está correndo, com aquela enorme barriga, vai lá embaixo no Assistente Social, volta aqui com o doutor, fala que ele mandou falar isso. Quer dizer, não resolve o problema dela. Quatro cirurgias no mesmo local, vai dificultando para a pessoa. É uma pessoa que se tivesse Assistente Social no PSF, seria muito bom, como seria para outros pacientes também. No momento nós temos este, o neném está pra nascer. Se o Assistente Social conseguisse este documento para levar pra Santa Casa. Depende de um papel. (Profissional 2B)

Confrontando-se com os dados da pesquisa anterior:

A Assistente Social tem um treinamento próprio para trabalhar com a comunidade e para trabalhar com grupos. Seu papel é fundamental na preparação da equipe, no trabalho comunitário, na elaboração e avaliação de projetos. (Profissional 4A)

É um dos mais importantes no programa, porque estamos aprendendo muito, e temos muito o que aprender. O assistente social é o que tem mais conhecimento sobre a sociedade e tem muito a nos ensinar. (Profissional 1A)

Acho um ótimo papel, pois através do Serviço Social que conseguimos transmitir os problemas que surgem em nossa unidade, nos trabalhos com a comunidade, e com as doenças em si ou os doentes e não doentes de maneira que possamos atendê-los. (Profissional 2A)

Sem dúvida o papel do Assistente Social é muito importante na equipe, principalmente porque trabalhamos com pessoas das mais diversas camadas sociais e também com muitos problemas de saúde ligados à

16   LÍRIA MARIA BETTIOL

sua condição social. Por isso o olho clínico do Assistente Social ajuda a equipe a desenvolver as atividades que surgem e as necessidades da população profissional. (Profissional 3A)

Ao analisar os dados das pesquisas, deve-se destacar o "papel" atribuído ao Serviço Social. Os profissionais que nunca trabalharam com o assistente social, embora reconheçam a sua importância dentro do programa, enfatizam a atuação interventiva do profissional. O primeiro grupo reforça a questão do assistente social como um mediador entre a saúde e a Assistência Social. Portanto, não o reconhece como um "profissional da saúde", o que resulta numa ótica fragmentada das ações profissionais.

Quanto à visão do trabalho do assistente social,

observa-se historicamente que a atuação do Serviço Social na Saúde se deu no âmbito curativo e com abordagem individual (Serviço Social de Caso) sendo a preocupação com a saúde, como uma questão política, explicitada no seio da categoria na virada da década de 80 para 90. (Bravo apud Matos, 2003, p.86)

O Serviço Social, na saúde, apesar de tardiamente participar como profissional da área dos debates da reforma sanitária e do Movimento Sanitarista, está presente no setor há muitos anos. Como uma profissão relativamente nova no Brasil, que lutava para garantir sua legitimidade na sociedade, as técnicas e os métodos do trabalho social, na saúde, refletiam a própria crise pela qual o Serviço Social passava. Ele buscava uma identidade própria, rompendo com as bases técnicas e metodológicas franco-belgas e norte-americanas, na tentativa de construção de um Serviço Social condizente com sua condição de país latino-americano.

O movimento de reconceituação[2] tem grande significado para a profissão, sobretudo porque traduz a preocupação constante do

---

2 O Movimento de Reconceituação (1965-1970) foi um processo de revisão crítica do Serviço Social Latino-Americano; embora não tenha sido um fenômeno

SAÚDE E PARTICIPAÇÃO POPULAR EM QUESTÃO 17

Serviço Social quanto ao aprimoramento da profissão, que passa de um referencial teórico positivista para a perspectiva marxista.

> Sua relação com o legado do Movimento de Reconceituação foi de continuidade e ruptura, que se desdobrará na superação da reconceituação. A linha de continuidade manifestou-a na retomada de um espírito essencialmente crítico no texto com o conservadorismo profissional e no resgate da inspiração marxista para a interpretação da sociedade e da profissão (...) Os pontos de ruptura podem ser localizados em dois grandes âmbitos: na crítica marxista do próprio marxismo e dos fundamentos do conservadorismo assim como no redimensionamento das interpretações históricas da profissão. (Iamamoto, 1998, p.218)

Essa continuidade crítica e ruptura são responsáveis pelos rumos da profissão. Na década de 1990, o assistente social vai encontrar o norte social da sua atuação, presente no Código de Ética do Assistente Social, lei que regulamenta a profissão e o projeto ético-político-profissional.

Partindo dessas diretrizes, vários desafios são postos à profissão. Trata-se de um impasse continuar atuando com práticas paliativas, com o intuito de "melhorar o mundo", persistindo em ajudas casuais, focalizadas e voluntárias. Ou "transformar o mundo", ampliando as ações para as dimensões estruturais da Questão Social, como a concentração de renda e riqueza no Brasil, ou seja, assumindo uma posição de enfrentamento das desigualdades sociais.

As novas diretrizes curriculares da Associação Brasileira de Extensão e Pesquisa em Serviço Social (Abepss) enfocam a formação

---

homogêneo dentro da profissão, significou grandes avanços profissionais por tratar de questões até então não focalizadas, como a condição de dependência dos países latino-americanos em relação aos países centrais, disciplinas no campo das ciências econômicas, sociais e políticas que contribuem para a construção de um projeto que altere o perfil tradicionalista; as necessidades de romper com a neutralidade e se comprometer politicamente com a "transformação social", garantir maior cientificidade do Serviço Social, o que desemboca na reestruturação da "formação profissional".

generalista teórico-metodológica e ético-política. Elas permitem que o assistente social não seja um simples técnico, mas um profissional/ intelectual, preparado acadêmica e praticamente para atuar em uma área particular, no conjunto das manifestações da questão social.

A formação generalista do assistente social é necessária para que o profissional tenha a perspectiva da totalidade e busque em pesquisas, junto à realidade concreta em que a população está inserida, a determinação de suas ações profissionais. Estas podem contrariar os interesses de muitos setores da sociedade, inclusive os do Estado, que persiste na ideia de um técnico bem-treinado e não questionador, que se ocupe, meramente, em executar de maneira eficiente aquilo que lhe foi delegado. Essa é a visão do assistente social como executor das políticas sociais.

Dessa forma, percebe-se que há diferentes profissões e é bom que haja, pela riqueza e possibilidade de junção de conhecimentos acadêmicos e científicos a serviço da sociedade.

Na pesquisa de campo, verificou-se que, dos oito médicos de saúde da família, apenas três são clínicos gerais, que, em suas projeções para o futuro, almejam fazer uma especialização, segundo informações de membros das equipes.

O papel das universidades é fundamental, pois não é possível converter o modelo de saúde sem intervir na formação profissional (de médicos e enfermeiros) adequada às exigências do PSF, por meio de estágios, pesquisas, grupos de estudos e extensão interdisciplinares, entre outras iniciativas. Com isso, esses profissionais se preparam para um novo modo de pensar e agir no campo da saúde.

O assistente social tem, portanto, um papel importante na saúde, sobretudo no compromisso previsto no código de ética, para contribuir na promoção da saúde como direito, percebendo o homem como um ser histórico, social e político.

Conforme literatura do Conselho Federal de Serviço Social (Cefss), publicada em 1995, sobre a atuação do Serviço Social na área da saúde no Brasil, justifica-se a necessidade de divulgar os diversos trabalhos práticos ou acadêmicos na área, dada a relevância da saúde para o Serviço Social como o espaço sócio-ocupacional. "Embora

SAÚDE E PARTICIPAÇÃO POPULAR EM QUESTÃO **19**

não tenhamos dados exatos para comprovar, há indícios de que no setor público de saúde se concentra hoje a maior categoria profissional" (Cefss, 1995, p.4).

A autora Maria Inês Souza Bravo também faz uma colocação importante sobre a atuação do Serviço Social na Saúde:

> Algumas estratégias apontadas na proposição da Reforma Sanitária poderiam ser assumidas pelos assistentes sociais como diretrizes norteadoras de sua ação profissional, a fim de contribuir para a mudança da qualidade dos serviços, entre elas a ação interdisciplinar, a consciência sanitária e a participação dos usuários na instituição. O profissional do Serviço Social tendo como eixo de ação as "relações sociais", poderia sensibilizar e mobilizar a equipe de saúde, a fim de analisar a questão globalizante, bem como aprofundar os canais de participação criados, estimulando os usuários da instituição, através da ampliação da consciência sanitária, para o controle dos serviços prestados. (Bravo, 1996, p.131).

Entretanto, é pertinente ressaltar que essa condição de autocrítica constante da profissão influi diretamente nas produções teóricas e na intervenção prática propriamente dita. Assim como o conceito de saúde não é mais "aquele", o Serviço Social também não é mais o mesmo!

A experiência do trabalho como assistente social no PSF foi uma contribuição ímpar na formação profissional desta pesquisadora. Primeiro por se tratar de um campo de trabalho novo, o que traz perspectivas positivas para a delimitação do fazer profissional, em que as atribuições do assistente social podem ser por ele definidas. Segundo, há a possibilidade de priorizar os aspectos coletivos, recuperando e viabilizando uma nova consciência social sobre a saúde, ao contrário do que historicamente vem acontecendo, ao se priorizar atendimentos individuais.

A incorporação do assistente social nas USF foi uma solicitação do Governo Municipal, em 2000, cuja justificativa era que, após três anos de implantação da 1ª USF na Vila Mariana em 1997, os impactos não foram os desejados. Após avaliação de uma Diretoria do Ersa – Escritório Regional de Saúde – São José do Rio Preto, identificou-se que o "nó" metodológico estava no trabalho com a comunidade, que necessitava de um assistente social para reorganizar o trabalho popular.

Dessa forma, o trabalho concentrou-se em quatro áreas básicas de atuação:

1. Articulação com a comunidade: identificação e aproximação das lideranças dos bairros, ampliação das discussões sobre associativismo e assessoria aos trabalhos comunitários.

2. Ações comunitárias: organização de atividades diversas em parceria com diferentes atos sociais (igrejas, escolas) que buscam melhor qualidade de vida da população, atendendo à realidade local de cada PSF. Foram implantados vários projetos, como "sala de espera: porta de entrada para o PSF"; "atividade artesanal: um espaço de educação para a saúde"; "grupo da 3ª idade"; "grupo de apoio aos alcoólatras e familiares"; "todas as crianças são de todos"; apresentação da peça de teatro *Um dia no SUS* nos PSFs; "caminhada a favor da vida e combate à AIDS"; "a praça é nossa: atividade física com a comunidade"; "fóruns de debates com a comunidade sobre o que é PSF, processo de saúde e doença"; etc.

3. Capacitação em recursos humanos: implantação das reuniões semanais de equipe; projeto "aprendendo a trabalhar em grupo"; planejamento estratégico participativo; trabalho multidisciplinar em educação para promoção da saúde; projeto "seguridade social: do que se trata" – Fase 1: "serviço social – assistência social como política pública" – Fase 2 – "noções básicas sobre Previdência Social", incluindo visita à sede do Instituto Nacional de Seguridade Social – INSS, e Fase 3 – "saúde pública: controle social, gestão e financiamento".

4. Integração e intersetoridade dos PSFs: informativo do PSF; reuniões mensais com os profissionais das USFs e com o gestor municipal da saúde para discussão do programa; projeto "levando o Programa Saúde da Família para quem entende de saúde" (reuniões com os órgãos que prestam serviços na

área de saúde); elaboração e comunicação oral do trabalho "Alfabetização: uma experiência do PSF", apresentado na I Mostra de Saúde da Família do Estado de São Paulo – Ribeirão Preto – jul./2000, com a participação de mais da metade dos profissionais do PSF e apresentação da peça teatral *Um dia de atendimento no SUS*.

Às dificuldades de inserção do assistente social no PSF, comuns no trabalho interdisciplinar/multiprofissional, somou-se mais uma: a de não ter sido debatida com as equipes a contratação do profissional do Serviço Social.

Tal fato insinuou, para muitos, a presença desse profissional como um "espião" nas equipes, surgindo dúvidas quanto ao profissionalismo de sua atuação, acreditando-se que ele fosse uma espécie de "estratégia política", pois em 2000 houve eleições para os cargos eletivos municipais.

No entanto, o retorno que se obteve na pesquisa de 2000-2001 foi favorável à presença do assistente social nas equipes, porque a visão quanto a essa profissão foi legitimada dentro da Secretaria Municipal de Saúde.

Trata-se de ocupar espaços, usá-los em termos de implantação de projetos que rompem com o tradicionalismo das ações, criando-se estratégias para a difusão dos direitos sociais, do papel da sociedade no controle público das ações. O foco das discussões dá-se em torno da saúde preventiva, por meio do trabalho socioeducativo.

É possível planejar, de acordo com a realidade específica do município e da área de abrangência da Unidade de Saúde da Família, em função de novos canais de interlocução com a sociedade. Nesse planejamento entram a publicação de dados obtidos em pesquisas e a identificação de parceiros que se comprometam com a defesa da saúde pública e com a qualidade dos serviços prestados.

A partir dessa experiência profissional é que se chegou ao objeto da pesquisa, na perspectiva de contribuir na discussão do PSF, sobretudo no âmbito da atenção básica e da participação popular. Esses são pilares para um novo fazer e pensar a saúde pública no

Brasil, envolvendo as mais diversas forças sociais para efetivar o controle público e reforçar os princípios do Sistema Único de Saúde (SUS). Estes se encontram descompassados com o atual modelo econômico, que se compromete cada vez mais com o mercado, que por sua vez favorece os grandes laboratórios farmacêuticos, os benefícios da tecnologia no trato das doenças a serviço das elites, no processo de industrialização sem preocupação com as questões ambientais. Prioriza-se o lucro em detrimento do homem, ampliando a desigualdade social. O sentimento pelo qual passou toda a elaboração desse trabalho foi de interrogação e inquietação. O "combustível" que nunca faltou foi a certeza de que a defesa do SUS e da Saúde Pública é a defesa da vida.

Agradeço a Deus – "Prossiga na trincheira da literatura, pois o próprio Deus confia na força libertadora da palavra" (Frei Betto).

À minha família, em especial a meus pais, seu João e dona Líria, pelas orações, pela confiança e pela certeza de que, mesmo nos piores dias, eu não estava sozinha.

À orientadora e companheira Dra. Ana Maria R. Estevão, que confiou, estimulou e me fez ir adiante quando pensei não dar conta: você foi a orientadora de que precisei; agradeço por tudo que fez por mim, inclusive os atos que ultrapassam esse trabalho acadêmico.

À amiga e mestra Maria Cristina, que foi essencial para meu trabalho. Foi e é um privilégio conviver com você nesse universo tão imenso!

Ao "cunhado" Júlio, matemático, cozinheiro, confidente e *expert* em computador... Você é um ser de luz!!!

À Denise Dantas, pela colaboração na pesquisa. Só uma palavra para você: ORGULHO!

Às eternas mestras: Dra. Maria das Graças Gouvêa, Maria Rachel Tolosa Jorge e Dra. Raquel dos Santos Sant'Ana.

Aos alunos do Curso de Serviço Social da Funec – Fundação Municipal de Educação e Cultura de Santa Fé do Sul/SP, que me ensinam cotidianamente a ser assistente social, docente e coordenadora do curso. Vocês me deram trabalho, mas eu os adoro!

Às equipes de PSF que tive a honra de compor. Agradeço todo o aprendizado e a coragem que nos moveu e nos uniu na busca por um PSF que queríamos... Mesmo separados, estamos juntos!

Ao Dr. Luís A. G. Sicoli, pela serenidade e tranquilidade na busca por 'janelas', de onde poderemos ver o sol.

Aos amigos mais sinceros e preciosos, que não sabem o quanto significam para mim, mas não faz mal, eu sei e os amo mesmo assim: Regina e Renata, Elaine Santa e Mariscler...

INTRODUÇÃO

O tema proposto nesta pesquisa e sua ligação com a pesquisadora já foram explicados na Apresentação, em que se procurou começar pelo fim das formatações acadêmicas dos trabalhos científicos. A partir do trabalho realizado pela autora como assistente social no referido programa é que se chegou ao PSF como objeto de pesquisa, na Estância Turística de Santa Fé do Sul (SP). O objetivo consistiu em avaliar a participação popular e a Atenção Básica nas ações da saúde pública local.

No rastro dessas dificuldades referentes ainda quanto à questão específica, mencionamos o debate sobre o modelo assistencial predominante (biomédico) e a tentativa de implantar um projeto contra-hegemônico, em que a atenção integral à saúde passe da intenção para o gesto. Em que o PSF seja visto como uma estratégia de ação e não mais um programa verticalizado/centralizado. (Teixeira, 2002, p.242)

Tais questões foram abordadas em três capítulos, detalhados a seguir.

No Capítulo I procurou-se percorrer a trajetória da saúde pública no Brasil, no período de 1904 a 1994. A perspectiva histórica ultrapassou a ideia factual, abrangendo os aspectos significativos que foram constituindo os caminhos da saúde brasileira.

Ainda incluiu as Conferências Nacionais de Saúde como forma de visualizar os diferentes discursos, métodos e prioridades que se configuram até os dias atuais. O capítulo dá destaque ao Movimento Sanitarista e à proposta de reforma sanitária e todo o legado que permitiu novas abordagens sobre a temática.

No Capítulo II, deu-se ênfase ao PSF e a seu discurso governamental, à sua filosofia, suas características, suas possibilidades e suas contradições, como programa que prevê mudanças no sistema de saúde vigente.

Para compreender as propostas do enfoque da medicina familiar, nesse capítulo analisaram-se algumas experiências internacionais relevantes: Canadá, Cuba e Colômbia.

Já no Capítulo III apresentou-se a realidade do universo da pesquisa, desde seus dados demográficos e geográficos, até a organização do sistema local de saúde. Ele comporta a pesquisa realizada com 27 sujeitos, entre usuários e profissionais dos PSFs e representantes de bairros, além da pesquisa documental e a pesquisa participante, com a presença nas oito Pré-Conferências de Saúde e na Conferência Municipal de Saúde, realizadas em Santa Fé do Sul.

Finalmente, as considerações finais apontam alguns resultados que passam pela forma como foram implantados os PSFs, seu destino diante da ofensiva neoliberal em relação à ideia de um programa mínimo para a população em geral, que de um lado prejudica as classes economicamente menos favorecidas e de outro favorece a privatização dos serviços de saúde, como contrapartida à crise do Estado e ao conceito da saúde pública como algo inoperante.

Os desafios são muitos, as demandas trazidas pelos programas não encontram efetividade, porque o programa de saúde é um sistema integrado e interdisciplinar.

No tocante ao trabalho interdisciplinar, não há coerência, compromisso e preparação teórica e metodológica, como condição essencial para a efetivação da saúde pública e consequente melhoria da qualidade de vida da população. É possível questionar a ideia de "equipe mínima" sugerida e implantada como única possibilidade de rever distorções. Nesta linha, legitima-se o PSF como uma estratégia de consolidação do SUS e dos direitos sociais.

1

A HISTÓRIA DAS POLÍTICAS DE SAÚDE NO BRASIL: DA REVOLTA DA VACINA (1904) AO PROGRAMA SAÚDE DA FAMÍLIA – PSF (1994)

> O ruim das vitórias é que elas não são definitivas. O bom das derrotas é que elas também não são.
> *José Saramago*
> As reticências são os três primeiros passos do pensamento que continua, por conta própria, o seu caminho...
> *Mário Quintana*

A Saúde Pública no Brasil

A saúde não é um conceito abstrato. Define-se no contexto histórico de determinada sociedade e num dado momento no desenvolvimento, devendo ser conquistada pela população em suas lutas cotidianas. Em seu sentido mais abrangente, a saúde é a resultante das condições de alimentação, habitação, educação, renda, meio ambiente, trabalho, transporte, emprego, lazer, liberdade, acesso e posse da terra e acesso a serviços de saúde. É assim, antes de tudo, o resultado das formas de organização social da produção, as quais podem gerar grandes desigualdades nos níveis de vida.[1] (Anais da 8ª Conferência Nacional de Saúde, 1987, p.382 apud Teixeira, 1995, p.30)

Pensar as políticas públicas de saúde brasileiras, o que no contexto latino-americano passa pelos governos populistas, ditaduras e transição democrática, é pensar as políticas sociais que, tradicional e historicamente, vieram atreladas às classes dominantes e ao Estado como seu representante. "Quando falamos de política social estamos nos referindo àquelas modernas funções do estado capitalista – imbricado à sociedade – de produzir, instituir e distribuir bens e serviços sociais categorizados como direitos de cidadania." (Pereira, 1998, p.61)

As políticas públicas são respostas de um Estado que sofre as pressões da classe trabalhadora e, ao mesmo tempo, as das elites. Servem, seja para minimizar os conflitos sociais, criando um consenso social, a aceitação e a legitimação desse Estado, seja para a reprodução e manutenção da força de trabalho. As políticas sociais respondem a interesses contraditórios e divergentes na mesma sociedade.

Sob esse prisma, políticas sociais vêm para imprimir um padrão organizacional às tradicionais formas de intervenção na questão social. Mundialmente, essas políticas sociais são redesenhadas na primeira metade do século XX até chegarem à denominação de Seguridade Social (Inglaterra – 1940). Esta serviu de base para a implantação do Welfare State ou Estado de Bem-Estar Social, que teve como objetivos o pleno emprego, a universalidade dos serviços e, consequentemente, a expansão da cidadania. Eles, de certa forma, indicam possíveis "camuflagens" do capitalismo, sobretudo nos países desenvolvidos, onde se buscou manter e legitimar um certo padrão de organização social, resultante num determinado desenvolvimento econômico, político, social e cultural.

O conceito de seguridade social adotado nesse trabalho se rege por conjunto de políticas que se orienta mais pelo estatuto da cida-

---

1 Esse conceito de saúde é o que será utilizado ao longo deste trabalho.

SAÚDE E PARTICIPAÇÃO POPULAR EM QUESTÃO 31

dania que pelas pressões e interesses da rentabilidade econômica, dirigidos pelo capital (Pereira, 2000, p.84). Ainda, a seguridade social pode ser compreendida como direito de cidadania "para que a dimensão social que a qualifica não seja suplantada pela técnica calculista do seguro" (Pereira, 2000, p.92).

A experiência do Welfare State se manteve até os anos 1970, quando entrou em crise. Uma série de elementos serviu para questionar a eficiência do modelo. O fato foi considerado como uma das crises cíclicas do capitalismo, parte das quais configuradas pelas dificuldades econômicas que o mundo sentiu nas décadas de 1970 e 1980. A crise do sistema impulsionou a retomada dos ideais liberais, sob a forma do neoliberalismo. Contudo, o Sistema de Seguridade Social continua funcionando, sobretudo em países desenvolvidos, apesar de sensíveis mudanças nas orientações neoliberais.

No Brasil, um importante defensor das ideias de reforma do Estado foi Luiz Carlos Bresser-Pereira.[2] Para ele, segundo Elaine Behring,

> As causas da crise estão localizadas no Estado desenvolvimentista, no Estado comunista e no Welfare State, cujas experiências tão díspares, insisto, subavaliaram a capacidade alocativa do mercado ... Ao Estado cabe um papel coordenador suplementar ... O lugar da política social no Estado social liberal é deslocado: os serviços de saúde e educação, dentre outros, serão contratados e executados por organizações públicas não estatais competitivas. (Behring, 2000, p.35-6)

A justificativa para tal reforma é o que determinados autores chamaram de "satanização do Estado". Todas as deficiências e crises são justificadas pela atuação de um Estado conservador, arcaico e incompetente. Com isso, toda crítica ao modelo capitalista mundialmente globalizado, que orienta de "cima para baixo", por meio

---

2 Bresser-Pereira dirigiu a equipe de formulação do Plano Diretor da Reforma do Estado, elaborado pelo Ministério no ano de 1995, no governo de Fernando Henrique Cardoso.

de suas principais agências – Fundo Monetário Internacional (FMI) e Banco Mundial –, como deve se portar o mundo.

Na afirmação de Potyara Pereira, não se trata propriamente da "sua extinção, mas da desqualificação e do esvaziamento da vertente não contratual e distributiva do sistema" (Pereira, 1998, p.65).

Além dessa característica apontada por Potyara, outra consequência importante nesse rearranjo das políticas sociais é a valorização cada vez maior de iniciativas pessoais ou grupais para encaminhar os problemas sociais. Comprova esse fato todo o *marketing* feito ao redor do voluntariado, muitas vezes desobrigando o Estado de suas responsabilidades no trato da questão social. Isso resulta em cortes públicos, privatização e uma tendência à focalização das políticas sociais, com seleção dos mais pobres entre os muitos pobres.

O autor Eymard Mourão Vasconcelos, referindo-se ao pensamento de Giuseppe Vacca, diz que o que está em jogo são

> os interesses políticos e econômicos subjacentes ao projeto neoliberal, no sentido de se tratar de luta pela redistribuição do poder e da renda, com vantagem para os mais fortes. Aproveita-se dos problemas que o processo de ampliação do estado acarretou (a ineficiência, a burocratização e a falta de pluralismo) para se alardear que a única saída para a crise é menos estado e mais mercado ... Significa no contexto atual, mais recursos para as empresas privadas, maior dependência nacional para com os núcleos fortes da economia mundial e desamparo dos setores sociais subalternos. (Vasconcelos, 2001, p.259-60)

Outro fator importante para entendermos a relação entre política social e Estado é que

> a incorporação das análises dos teóricos marxistas contemporâneos a respeito do Estado possibilitou transpor a compreensão da política pública para além de seu caráter legitimador, como um espaço na luta pela manutenção da hegemonia ou a consolidação de propostas contra-hegemônicas para a formação de um novo bloco histórico. (Fleury, 1995, p.22)

SAÚDE E PARTICIPAÇÃO POPULAR EM QUESTÃO   33

No Brasil, a seguridade social se restringe à previdência, à assistência social e à saúde, bem focalizadas, se comparadas com o modelo de William Beveridge. Este norteou o Welfare State, que abrangia seguro social e serviços afins, como "saúde, assistência, a reabilitação, a pensão a crianças, treinamento profissional e sustentação do emprego" (Pereira, 1998, p.66).

A seguridade social brasileira sofre problemas de diversas ordens, como na concepção do próprio conceito de cada política, em sua organização e, principalmente, em seu financiamento, sobretudo na assistência social e na saúde.

Essa ideia de seguridade social só vai ganhar maior visibilidade no Brasil com a Constituição de 1988.[3] Antes, o que existia, sobre tudo no âmbito da saúde, era uma tendência focalista e diretamente orientada à benevolência, como as Santas Casas de Misericórdia,[4] destinadas ao atendimento aos pobres, à adequação do sistema de saúde às suas necessidades e ao controle das epidemias.

A passagem de proteção social para a seguridade social legalmente foi implantada. No entanto, não houve alteração na forma de seu financiamento, o que, para Amélia Cohn, significou um sistema de "Seguridade Social Fraturado" (Cohn apud Laurell, 1997, p.234).

Para a melhor compreensão da construção histórica das políticas públicas na área da saúde, é relevante retomar a passagem do Império para a República, que sinalizou mudanças na questão das ações sanitárias no Brasil:

entre 1890 e 1903 foram criados o Instituto Vacinogênico, o Laboratório Bacteriológico, o Serviço de Desinfecção, o Instituto Butantã e o Primeiro Código Sanitário ...

É também interessante destacar a modernidade dos projetos nesta área, relativamente ao que se fazia no resto do mundo. As propostas

---

3 Quanto à seguridade social, contemplada na Constituição de 1988, retomar-se-à essa discussão adiante.

4 Tendo em seu início a característica de *status* social para quem participasse de sua organização ou direção. Esse aspecto ainda é evidenciado atualmente em algumas localidades brasileiras.

construídas a partir da corrente "bacteriológica" passaram a ser as principais responsáveis pela forma que aquelas políticas públicas adquiriram. (Merhy, 1992, p.68)

As duas primeiras décadas do século XX são importantes no contexto nacional para a saúde pública. Foi nessa época que ocorreram várias discussões sobre saúde coletiva, com a constituição da formação da Sociedade Brasileira de Higiene (1923), que promoveu cinco congressos – palcos de grandes confrontos de posições para o setor.

A já mencionada fecundidade dos anos 20 teve muito a ver com o percurso das Ações Sanitárias nas décadas seguintes, e poucas foram as vezes em que o movimento sanitário se expôs tanto ao conjunto da sociedade. Momentos equivalentes só ocorreram no fim de 1950 e começo dos anos 60, e a partir da segunda metade da década de 70 – período final dos governos militares. (Merhy, 1992, p. 81)

Nesse período, solidificaram-se personalidades como Oswaldo Cruz e Emílio Ribas, que, além de gozar de prestígio científico, estavam inseridos nos meios intelectuais. Eram grandes colaboradores das ideias republicanas quanto ao controle sobre a circulação e a distribuição de mercadorias, incluindo-se a força de trabalho estrangeira e a integração "a um vasto programa de saneamento marítimo em nível mundial e sob imposição do imperialismo internacional" (Iyda, 1994, p.36).

Assim, o período de 1900 a 1930 teve a sua última década marcada pela aceleração do processo de industrialização e pela saúde pública, que, nessa época (marcada pelo autoritarismo e pela repressão), tornou-se uma questão de polícia. Exemplo disso foi a Revolta da Vacina no Rio de Janeiro, em 1904, dentro de um ciclo de sucessivas campanhas sanitárias.

O crescimento industrial e as manifestações operárias forçaram a criação de institutos públicos para o atendimento à saúde do brasileiro.

Em 1923, implantou-se a Lei Eloy Chaves, base para uma política de seguro social, destinada exclusivamente aos ferroviários, estivadores e marítimos.[5] Era uma forma de cooptar um setor da classe trabalhadora, sobretudo os "mais" organizados e combativos. Isso criaria uma forma de exclusão da política social entre os próprios trabalhadores, o que, nos termos atuais, é conhecido como cidadania regulada.[6]

> É a partir da Instituição desse seguro social, na década de 20, que se iniciou à Assistência Médica, mas sempre limitados à disponibilidade de recursos existentes após o pagamento dos benefícios em dinheiro (...) Assim, não só a Assistência Médica para as classes assalariadas urbanas, no Brasil vincula-se desde o princípio ao seguro social, como data da década de 20 a lógica de privatização desses serviços pelo credenciamento de médicos, e posteriormente de hospitais e serviços de apoio diagnóstico e terapêutico. (Cohn apud Laurell, 1997, p.228)

O período 1930 a 1945 questionou as oligarquias cafeeiras, com passagem de economia agroexportadora para o mundo econômico moderno, urbano, industrial. Sobreveio então o populismo, que orientou as ações estatais, objetivando a manipulação das massas, sobretudo das organizações sindicais, que foram perdendo seu caráter combativo e passaram a colaborar com o Estado.

Ressalta-se que nesse momento

> a política social no Brasil é setorizada, fragmentada, emergencial, nada semelhante ao que Lorde Keynes pensou e conseguiu no 'New Deal' norte-americano, um plano econômico-social com certa homogeneidade. Na realidade e não no papel dos planos brasileiros, a política de saúde, a política de habitação popular, a política de educação, de assistência, de lazer, de condições de trabalho, não formam um todo com

---

5 Que se justificou pela ampla política agroexportadora que o país experimentava.
6 "Por cidadania regulada entendo o conceito de cidadania cujas raízes se encontram, não em um código de valores políticos, mas em um sistema de estratificação ocupacional, e que, ademais, tal sistema de estratificação ocupacional é definido por norma legal" (Santos, 1979, p.75).

alguma coerência. Por isto, educação não se articula com saúde e alimentação. A política social aqui tem figurado uma coisa desconjuntada, uma colcha de retalhos, uma operação tapa-buraco. Tal quadro não constitui Estado de Bem-Estar Social, ou rede de proteção. Constitui intervenção estatal no campo econômico e no campo social, dependendo das condições do momento. (Vieira in Nogueira, 2001, p.20)

Partindo desse entendimento do Estado e das medidas criadas pelo Governo, Vargas visava à contenção das manifestações operárias e das ideias trazidas pelo imigrante europeu. Queria legitimar-se como governo e, por último, dar respostas às questões trabalhistas e sociais.

Nesse contexto, foram criadas as Caixas de Aposentadoria e Pensões (CAPs) e os Institutos de Aposentadorias e Pensões (IAPs). Estes últimos caracterizaram-se como uma política global do Estado para com a classe trabalhadora. Tratou-se da assistência a diferentes categorias profissionais, porém, com amplitude limitada pelas condições gerais do trabalhador.

Foi no Estado Novo (1930-1945) que a saúde pública dividiu-se em duas grandes áreas de abrangência: a saúde preventiva, destinada a todos, e a saúde curativa, à qual só tiveram acesso os contribuintes, ou seja, os inseridos no mercado de trabalho formal. Nesse processo, o Estado foi o maior cliente do setor privado de saúde.

Da saúde como "corpo não doente" à concepção de saúde como processo dinâmico e contraditório

Não há nada mais extraordinário que pensar sobre a história humana. Ela é um terreno fértil e inesgotável de interrogações que geram objetos de pesquisa. No decorrer da história, eles vão se aperfeiçoando, criando novas indagações, ganhando novos contornos, num constante e rico processo de conhecimento.

Ao pensar a questão da saúde pública na história da civilização humana, podem-se verificar as contradições, as conexões e as con-

SAÚDE E PARTICIPAÇÃO POPULAR EM QUESTÃO **37**

tribuições científicas e tecnológicas na inter-relação das variações temporais, que desembocam na configuração atual da saúde. O autor George Rosen, em sua obra *Uma história da saúde pública* (1994), desenvolveu de certa forma a "linha do tempo da saúde". Trata-se de passagens e momentos que demonstram ser a saúde, em todo o mundo, desde as antigas civilizações, preocupação constante dos homens:

> Escavações revelaram, em Troia, um sistema de suprimento muito engenhoso. Em toda parte em que existiam sistemas de abastecimento de água de beber, regulamentava-se também o destino dos dejetos e se desenvolvia o sistema de esgotamento... (p.32)
>
> Os grandes médicos da Grécia eram também filósofos naturais. Eles não tinham como objetivo apenas lidar com problemas de saúde, mas desejavam sondar a constituição do universo e entender as relações entre homem e natureza ... a falta de saúde originar-se-ia da desarmonia entre homem e ambiente... (p.37)
>
> Ao estabelecer uma nova comunidade, necessitava-se garantir não apenas que o sítio satisfizesse exigências religiosas e militares (dos gregos), mas também sua salubridade. (Rosen, 1994, p.38)

Essas primeiras informações mostram uma preocupação com as condições de vida, principalmente com saneamento e habitação, visando à preservação e sobrevivência. Não se tratando aqui de uma pesquisa sobre a história da saúde pública, não é necessário percorrer todo o caminho. Obras significativas como a de George Rosen cumprem esse objetivo. Sob essa perspectiva, faremos algumas seleções no processo histórico para os novos e significativos paradigmas de saúde e doença.

Com o surgimento da Renascença, impondo o fim do monopólio da Igreja sobre o conhecimento, surge a possibilidade de se realizar estudos de anatomia a partir da abertura de cadáveres. O domínio do corpo humano através das técnicas de dissecação fará emergir a sede, ou seja, o próprio local da doença. As enfermidades não serão mais entidades

38 LÍRIA MARIA BETTIOL

autônomas, espíritos, mas se confundirão com o próprio corpo doente. (Lopes, s.d, p.33)

Isso se dá pela questão do desconhecido, que proporcionou neste período (medieval) uma conotação mágica e misteriosa. São comuns as figuras dos curandeiros, feiticeiros e posteriormente as personalidades religiosas para cura dos males do corpo. Prosseguindo nessa perspectiva histórica, sobreveio o que Rosen chamou de "Era bacteriológica" (1994, p.267), sobretudo com as pesquisas científicas e as descobertas das bactérias por Pasteur e Koch.

Conforme Lopes afirma, "fecha-se o ciclo: sede (anatomia), mecanismos (fisiologia) e agente causal (bacteriologia). Inicia-se a partir daí a hegemonia das visões unicausais, reducionistas e biologizantes do processo de saúde-doença" (s.d, p.33).

Achamos necessárias algumas considerações sobre os sujeitos envolvidos na evolução do conhecimento sobre o processo saúde e doença. Neste há a identificação superficial de pelo menos três sujeitos: o "corpo-doente", a comunidade em que está inserido e o responsável por sua cura, ou seja, o médico. Pensar o papel do médico é de extrema valia para qualquer análise sobre saúde: pelo local que ocupa na condução da "cura" e pela sua condição de profissional liberal.

Uma interessante análise é feita por Lopes sobre a ligação entre conhecimento científico e religião. Esta ligação não se rompeu (totalmente) até os dias atuais, o que se depreende pela apropriação que a categoria médica fez dessa estreita ligação, utilizando-a como forma de exercer o poder.

> Suas vestimentas (o branco), a linguagem utilizada (os termos médicos), a letra ilegível de suas receitas, dentre outros símbolos e rituais, muitas vezes são acionados para dar um 'caráter sacerdotal' e inquestionável à profissão médica. (Lopes, s.d, p.18)

Como esses elementos serão tratados no decorrer desse trabalho, a relação de poder (em relação ao Estado e à sociedade civil) será enfatizada nas análises subsequentes. Elas enfocarão as relações gerais de

SAÚDE E PARTICIPAÇÃO POPULAR EM QUESTÃO **39**

poder nas profissões, com suas consequências no trabalho dos profissionais da saúde. Nesse breve recorte histórico sobre saúde pública, é útil focalizar a mudança de paradigma das sociedades, desde o desenvolvimento do capitalismo industrial. Este começou a florescer das ruínas da sociedade medieval e é resultado de inúmeras mudanças (comerciais, urbanas, culturais), a partir do século XIV na Europa Ocidental. Dessa forma, o campo foi perdendo sua importância em favor da burguesia, das cidades e, consequentemente, da população urbana.

Ao contrário do que aconteceu na Grécia Antiga no tocante à constituição das pólis, a expansão das cidades com o renascimento urbano-comercial e o processo de industrialização, a partir dos séculos XVIII e XIX, não teve outra preocupação além da busca do lucro. Explorava-se assim o "homem livre", que, com a venda de sua força de trabalho, deveria ter condições de gerenciar sua própria vida.

São muitas as obras literárias, acadêmicas e artísticas que tratam da questão do capital e de sua relação com os homens. Entre outras, citamos a de Rosen:

> No século XVIII, os trabalhadores que recebiam salários abaixo do nível de subsistência passaram a ganhar 'pensões'. Em consequência, houve o aumento tão grande nos gastos que se votou, em 1834, uma nova Lei dos Pobres. Essa Lei se sustentava em uma filosofia mais dura, que via a pobreza entre os fisicamente capazes como uma falha moral; assim, para estimulá-los a buscar emprego regular, ao invés da caridade, só lhes oferecia assistência nos asilos (WorkHouses).
>
> O crescimento do sentimento humanitário, no século XIX, ajudou a mitigar, na prática a dureza da nova lei. E o fenômeno do desemprego industrial, no século XX, mostrou ser a pobreza mais do que um problema moral. A legislação social Inglesa das décadas de 1930 e 1940 substituiu a 'Lei dos Pobres' por um sistema abrangente de serviços públicos. (Rosen, 1994, p.227)

Um romance como *Germinal,* de Émile Zola, publicado em 1885, além de sucesso literário, nos dizeres de Assis Brasil, provoca "também um verdadeiro escândalo nos meios sociais" (1986, p.6):

Ao lado da denúncia social, a sua posição clara, antirromântica, naturalista, materialista. Nas entrelinhas, a grande revolta do escritor, que denunciou os baixos salários dos operários das minas, as doenças que eram causadas pela mineração, a dificuldade que muitos tinham para arrastar as pesadas vagonetas de cascalho, o caminhar tateante pelos corredores escuros, mostrou ainda o ódio dos operários, as suas greves, toda a sua luta, enfim, para a sobrevivência. (Brasil in Zola, 1986, p.6)

Ao se pensar a realidade brasileira, as diferenças são claras em relação à europeia. Trata-se de capitalismo tardio, enraizado nas origens da colonização portuguesa. A essência da formação brasileira é a de colônia de exploração, que beneficiou com as riquezas locais a metrópole; de exploração dos índios e dos negros, que ainda são vistos apenas como força de trabalho. A riqueza produzida aqui não tem como finalidade o desenvolvimento do país. Pouco ou quase nada é revertido ao desenvolvimento interno, dado o compromisso em alimentar o mercado externo, no caso a metrópole portuguesa.

A emancipação política não alterou as estruturas econômicas e sociais do Brasil. A industrialização brasileira iniciou-se por volta de meados do século XIX, ganhando maior fôlego com as imigrações a partir de 1850 e com a exportação cafeeira. A eliminação do trabalho escravo no final do século, com a subsequente utilização dos imigrantes europeus, resultou em certa modernização e consolidação do capitalismo no Brasil.

Merece destaque também a forte influência do capital estrangeiro no país, conforme se pode verificar na tabela da página seguinte.

Ao se analisar a tabela, fica evidente a discussão da formação do Estado e também a condição do povo brasileiro, em que o trabalhador, semelhantemente à realidade mundial, é marginalizado e oprimido.

No cenário mundial, em 1917, acontece a Revolução Russa, marcando o início de uma nova etapa na sociedade, com a implantação do Primeiro Estado Socialista. Este representava as aspirações do "proletariado" e se formava como um desafio concreto à ordem burguesa e capitalista. Alteravam-se as relações sociais de produção,

SAÚDE E PARTICIPAÇÃO POPULAR EM QUESTÃO   **41**

PARTICIPAÇÃO EM PORCENTAGEM DA INGLATERRA E DOS EUA NO COMÉRCIO EXTERIOR DO BRASIL				
Datas	Inglaterra		Estados Unidos	
	Exportação	Importação	Exportação	Importação
1853/4 – 1857/8	32,9%	54,8%	28,1%	7,0%
1870/1 – 1872/4	39,4%	53,4%	28,8%	5,4%
1902 – 1904	18,0%	28,1%	43,0%	11,5%
1908 – 1912	17,0%	27,5%	38,2%	13,5%
1920	8,2%	21,4%	42,0%	40,6%
1928	3,4%	21,0	44,6%	26,2%

Fonte: Schlittler Silva, H. e Valia, V. apud Singer. O Brasil no contexto do capitalismo internacional – 1889-1993. In: Holanda, S. B. de; Fausto, B. (orgs.). *História Geral da Civilização Brasileira*, 2.ed., São Paulo, Difel, 1977, tomo III, v.1, p.369.

extinguindo-se a propriedade privada e socializando-se os meios de produção.

Concomitantemente, o período entre guerras (1919-1939) foi marcado por outra grande crise do capitalismo: a depressão de 1929, causada pela superprodução. Iniciada nos Estados Unidos, atingiria em breve todos os países.

Os reflexos da depressão de 1929 na economia brasileira impulsionaram e, de certa forma, beneficiaram o Brasil, tanto que:

em termos gerais, o processo industrial em nosso país inseriu-se no contexto capitalista dos anos 70, marcado por uma profunda recessão, cujo primeiro sintoma tinha sido a queda da Bolsa de Valores de Nova York, em 1929 (...)

Com a crise econômica dos anos 30, o Brasil viu decair muito a exportação de café, ficando, pois, sem receita para importar a quantidade de produtos manufaturados que costumava trazer de fora. Daí resultou

42 LÍRIA MARIA BETTIOL

que nossa própria capacidade industrial precisou suprir um mercado necessitado. A possibilidade de semelhante expansão ficou ainda por causa de três outros fatores: o desvio de capitais do setor agrário, que vivia um momento de desestímulo; a aquisição de estoques de café por parte do governo para queimá-los, garantindo destarte o nível do mercado interno na medida em que evitou-se o desemprego e, finalmente, a possibilidade de importar máquinas a baixo preço, de segunda mão, dado que não poucas indústrias das grandes nações faliram naquela ocasião. (Lopes in Faria, 1993, p.283)

As mudanças econômicas vividas pelas sociedades capitalistas são permeadas de conflitos, produzindo e reproduzindo a desigualdade social e situações como miséria e pobreza. A questão social se torna o principal objeto das políticas públicas.

A intervenção do Estado é trazida para criar mecanismos de combate à pobreza, miséria e desemprego. O próprio sistema capitalista passa, logo, a criar o Estado de Bem-Estar Social – Welfare State. No entanto, além da intervenção admitida pelo capitalismo, contribuíram para o Estado do Bem-Estar as lutas populares e manifestações trabalhistas.

Cabe ressaltar que a organização desse "Estado de Bem-Estar Social" difere de acordo com a realidade dos diversos países. Aqueles que possuem maiores condições econômicas para criação de políticas sociais foram capazes de fazer acelerar o desenvolvimento socioeconômico. Posteriormente, serão analisadas as políticas sociais brasileiras e suas repercussões nas políticas públicas de saúde, objeto do nosso trabalho.

A saúde brasileira e as Conferências Nacionais de Saúde

Em 1937, a Lei 378 instituiu as Conferências Nacionais de Saúde (CNS), anunciando no artigo 90 o seu propósito: possibilitar ao Estado, por meio de espaços de discussão e debate, condições para equacionar as políticas de saúde no Brasil.

Em 1941, aconteceu a 1ª CNS, que se preocupou com a organização sanitária nos níveis estaduais e municipais. Paralelamente ampliava as campanhas nacionais contra a tuberculose e a hanseníase, preocupando-se ainda em desenvolver serviços básicos de saneamento e ações de proteção materno-infantil.

O que os dados demonstram é que, realmente, as ações sanitárias nunca foram prioritárias, a não ser em momentos específicos e conjunturais da sociedade brasileira, esse fato não decorre de fatores orçamentários, mas resulta de fatores econômicos e políticos (inclusive internacionais, como se verá), sendo aqueles mera consequência. A falta de prioridade decorre, essencialmente, do caráter estrutural da Saúde Pública, como nota Bernis: a Saúde Pública responde, sem nenhuma dúvida, primeiramente, às necessidades coletivas. Mas estas não são nem expressas, nem reconhecidas no sistema de produção de cuidados que, como sistema de produção em geral toma conhecimento de necessidades individuais ... [além do que, a Saúde Pública] ... corre o risco de pôr em questão o sistema econômico, colocando o problema das verdadeiras causas das afecções, enquanto a medicina de cuidados não faz, contentando-se em 'reparar' ... (Iyda, 1994, p. 70)

O Estado brasileiro empenhado no desenvolvimento econômico, nas décadas de 1950 e 1960, assumiu um papel central nos investimentos estatais e setores básicos da economia, estabelecendo políticas sociais necessárias a esse ideal. Essa é a visão do Estado como ente regulador, que resulta na construção de hospitais para combater os flagelos sociais, entre os quais a tuberculose.

O período de 1945 a 1964 foi marcado pelo espírito do pós--guerra. Em 1945, uma nova Constituição foi promulgada e, em 1953, ocorreram a criação da Petrobras e a instalação de uma série de hospitais, bem como do Ministério da Saúde. Nesse momento, a saúde pública coletiva passa a ser mais valorizada que a saúde individual. Nessa época,

o Serviço Especial de Saúde Pública (Sesp) foi criado durante a Segunda Guerra Mundial, em convênio com órgãos do governo americano e sob o patrocínio da Fundação Rockefeller.

A situação de Saúde da população, no período de 1945 a 1964 (com algumas variações identificadas principalmente nos anos de 1950, 1956 e 1963, em que os gastos com saúde pública foram mais favoráveis, havendo melhoria das condições sanitárias), não conseguiu eliminar o quadro de doenças infecciosas e parasitárias e as elevadas taxas de morbidade e mortalidade infantil, como também a mortalidade geral.

A estrutura de atendimento hospitalar de natureza privada, com fins lucrativos, já estava montada a partir dos anos 50 e apontava na direção da formação das empresas médicas. (Bravo in *Capacitação em Serviço Social e Política Social*, UnB, 2000, p. 106).

A 2ª CNS ocorreu em 1953 e buscou uniformidade na resolução dos problemas da saúde pública brasileira. Essa conferência tornou-se um marco nas discussões de descentralização das ações em saúde. Apesar do respaldo legal garantido pela Constituição de 1988, a descentralização caracteriza-se mais como um processo de "prefeiturização". Ocorre, no entanto, a falta de autonomia para planejamento e gestão da saúde local, com forte dependência dos recursos financeiros estatais.

Em 1954, Getúlio Vargas suicidou-se e, após a nova eleição, Juscelino Kubitschek inaugurou uma nova era para o país, com grande abertura ao capital estrangeiro. A ineficiência dos Institutos de Previdência e Assistência Social levou ao fortalecimento da saúde suplementar ou privada.

Após a criação do Ministério da Saúde (1953), aconteceu a 3ª CNS, que se centrou nas ações básicas de saúde e no levantamento estatístico das condições de saúde dos brasileiros, em cada esfera de governo. É importante ressaltar que essas ações básicas de saúde podem ser encaradas como reação à Revolução Cubana.

Porém, a ideia de uma racionalidade via planejamento passa a vigorar, já na década de 1950 no setor da Saúde, numa tentativa discursiva de separação entre administração e política. Esta tentativa corresponde às novas condições econômicas e políticas no Brasil e na América Latina, em decorrência da agudização dos conflitos sociais, expressos internamente

SAÚDE E PARTICIPAÇÃO POPULAR EM QUESTÃO   45

pelos movimentos reivindicativos da década de 1950 e, externamente, pela Revolução Cubana em janeiro de 1959. (Iyda, 1994, p.106)

Em 1961, com a renúncia de Jânio Quadros, João Goulart assumiu e propôs, em conjunto com parte da sociedade civil, as Reformas de Base. Estas formaram um dos pretextos para a tomada do poder pelo Comando das Forças Armadas.

O colapso do populismo associa-se ao acirramento das contradições no interior da coalização dominante a tal grau que tornou-se impossível preservar o controle de interesses divergentes pelo Estado, que crescentemente perdia a sua capacidade de mobilização e manipulação dos trabalhadores.

A substituição dos governos populistas por ditaduras militares deu origem a uma nova configuração política, os regimes militares autoritário-burocráticos, caracterizados por: exclusão política e econômica dos setores populares, desmobilização e despolitização da sociedade... (Teixeira, 1995, p. 26)

O período seguinte a 1964 foi de repressão, censura, arrocho salarial, etc., ou, segundo Asa Cristina Laurell, desenvolvimento sem democracia, em que são criados vários benefícios sociais:

sendo assegurado por exemplo aposentadoria aos trabalhadores rurais e aos idosos com mais de 70 anos independentemente de seu vínculo com o sistema de proteção social e aos profissionais liberais que quisessem se vincular ao sistema, dentre outros setores. (Cohn apud Laurell, 1997, p.231)

A saúde pública foi sucateada, impulsionando a valorização da saúde privada. Instaurou-se um dilema: é a saúde um bem público ou privado? Questionou-se o tipo de desenvolvimento social e político que os militares adotaram durante a Ditadura Militar.

Em 1966, surge o Instituto Nacional de Previdência Social (INPS), com a função de gerir as pensões, a assistência médica dos

46 LÍRIA MARIA BETTIOL

trabalhadores e o desenvolvimentismo, que, implementado pelos militares, compreendeu obras faraônicas e sem planejamento, como a Transamazônica e a Usina Nuclear de Angra dos Reis. No âmbito da saúde, foram criados hospitais privados com financiamento a fundo perdido, em detrimento do setor público. Sem mais atenta fiscalização, foram cobrados dos usuários os leitos destinados ao atendimento público. Assim, "tem-se, em consequência, um sistema de saúde altamente complexo, com alta densidade tecnológica, que progressivamente vai se transformando num setor de acumulação de capital" (Cohn apud Laurell, 1997, p.232).

Em 1967, realizou-se a 4ª CNS, que discutiu a questão dos recursos humanos em saúde, enfatizando a formação profissional do funcionário da saúde. A qualificação técnica foi um braço do modelo desenvolvimentista que o país experimentou nessa época.

O atendimento foi ampliado às comunidades rurais. Longe de significar maior alcance, a saúde brasileira viveu o ressurgimento de doenças infecto-contagiosas, bem como o aumento da mortalidade infantil. O "milagre econômico" trouxe também sérios custos para a saúde pública. Novamente, a estrutura burocrática do Estado criou uma nova instituição, o Sistema Nacional de Previdência e Assistência Social (Sinpas). Era mais uma sigla para confundir a população, que tinha dificuldade em entender a própria estrutura do sistema de saúde.

Vale a pena assinalar que este perfil restrito de intervenção da Saúde Pública, que a mantinha afastada não só dos principais determinantes do processo de saúde-doença, como também a impedia de atuar mesmo sobre os principais problemas de saúde da população, de certa forma terminou por ser justificado pelo pensamento técnico do período. Os intelectuais desta política gestaram, inspirando-se na ideologia do 'desenvolvimentismo' largamente difundida nos anos cinquenta, um pensamento sanitário que afirmava que o desenvolvimento econômico traria, automaticamente, melhores níveis de saúde para a população. Ou seja, tentavam justificar, a partir de um raciocínio aparentemente científico, a impotência dos programas e das instituições de saúde pú-

SAÚDE E PARTICIPAÇÃO POPULAR EM QUESTÃO **47**

blica frente à imutabilidade do quadro sanitário brasileiro e frente aos 'interditos' colocados pela dinâmica do processo de acumulação e reprodução do capital. (Campos, 1991, p.46)

Partindo do arcabouço jurídico das Constituições de 1947 e 1969, que impunha a União na normatização de defesa e proteção da saúde, as 5ª (1975) e 6ª (1976) Conferências aconteceram em curto espaço de tempo entre as duas. O foco principal foi a consolidação do Sistema Nacional de Saúde. Como decorrência, aperfeiçoaram-se os programas nacionais existentes, integrando-se todas as ações dos órgãos participantes das ações de saúde. Após uma década de administração, o governo militar tentava responder a diversas manifestações da questão social, incluindo-se a saúde.

O ano de 1976 significou a implantação do Programa Nacional de Serviços Básicos de Saúde, sob a responsabilidade do Ministério da Saúde e da Previdência Social.

Paralelamente, a saúde mundial mantinha as discussões, como no Canadá e na Grã-Bretanha, que culminaram na 30ª Assembleia Mundial de Saúde, em 1977. Seu lema: "Saúde para todos no ano 2000".

Posteriormente a essa assembleia mundial, os países desenvolvidos promoveram uma série de debates sobre a saúde, como a I Conferência Internacional sobre Cuidados Primários de Saúde – Declaração de Alma-Ata e a discussão das populações saudáveis nos Estados Unidos (1979), em função daquele lema.

A Declaração de Alma-Ata recomenda

a adoção de um conjunto de oito elementos essenciais: educação dirigida aos problemas de saúde prevalentes e métodos para sua prevenção e controle; promoção do suprimento de alimentos e nutrição adequada; abastecimento de água e saneamento básico apropriados; atenção materno-infantil, incluindo o planejamento familiar; imunização contra as doenças infeccionais, prevenção e controle de doenças endêmicas; tratamento apropriado de doenças comuns e acidentes e distribuição de medicamentos básicos. (Buss, 2000, p.170)

48 LÍRIA MARIA BETTIOL

Além desses elementos, a Declaração de Alma-Ata significou a

reafirmação da saúde como direito fundamental; que as desigualdades são inaceitáveis; que os governos têm a responsabilidade pela saúde dos cidadãos; e que a população tem o direito de participar das decisões no campo da saúde. (Buss, 2000, p.170)

Na prática, a Atenção Primária foi dirigida a particularidades regionais. Para muitos países latino-americanos, significou a focalização de ações em grupos de risco. No caso brasileiro, significou uma estratégia de organização do primeiro nível de atenção. A década de 1980 foi importante para redesenhar a saúde mundial. No Brasil, o movimento popular renasceu das cinzas e iniciou um amplo processo pela redemocratização do país. Paradoxalmente, o chamado neoliberalismo ganhou maior expressão,

a cultura neoliberal tem-se disposto a conformar um ethos sem raízes tradicionais precisas: o mito da mobilidade pelo esforço pessoal; as generosidades da livre empresa 'somos pelos empresários'; o direito à diferenciação; a liberdade como valor máximo, embora com autodisciplina; e uma solidariedade não problemática para aqueles que não são beneficiados pelo mercado (são um custo necessário dos ajustes, não causam dor, são uma percentagem que é preciso diminuir).

Finalmente, o neoliberalismo tem procurado converter-se em senso comum: o antiestatismo espontâneo do povo é reforçado pela ideia de um Estado causador da crise; Estado que, para proporcionar previdência social, cobra altos impostos; Estado que alimenta uma grande burocracia ineficiente e Estado que tem protegido exageradamente os trabalhadores sindicalizados. (Toledo in Laurell, 1997, p.81)

O governo instaurou uma política de enxugar gastos e benefícios e aumentar as contribuições. Assim, a estrutura arcaica da saúde foi mantida, desde os tempos de Getúlio Vargas, num contexto econômico que se desenvolve em descompasso com o aumento da população urbana e usuários da previdência. Benefícios, como

SAÚDE E PARTICIPAÇÃO POPULAR EM QUESTÃO **49**

auxílio-doença entre outros, significam pressão financeira frequente sobre o cofre da Previdência.

Com o aumento dos benefícios sociais, não há mudanças na estrutura previdenciária de gerenciamento e controle financeiro. Permanece, ainda, a precariedade da contribuição via salário dos trabalhadores do mercado formal. Ao mesmo tempo, os serviços privados criam restrições para o atendimento ao setor público.

As condições de vida da maior parte da sociedade deteriorava--se, com repercussão nas doenças ligadas à questão social. A saúde pública viveu um momento de abandono, assim como viu surgir novas doenças como a Aids.

Dessa forma, agrava-se a crise do Estado, porque não foi capaz de atualizar a estrutura estatal brasileira, em confronto com países desenvolvidos e capitalistas.

Iniciou-se um processo de crítica ao modelo assistencial vigente, com base na assistência médico-hospitalar. Reforça-se a medicina social e avançam os estudos das Ciências Sociais em Saúde, que tiveram início nas décadas de 1950 e 1960.

Do ponto de vista acadêmico, a produção da tese "O dilema Preventivista" (1975) de Sérgio Arouca foi referência para os debates sobre a saúde pública no Brasil e para o florescimento da sociologia crítica americana. Este trabalho é um dos responsáveis pela reorientação dos conteúdos das Ciências Sociais em Saúde para a consolidação da Medicina Social. Eles abrangem os determinantes do processo saúde-doença, nas relações saúde-trabalho e na organização social da prática médica. Ao mesmo tempo, surgiram os primeiros projetos de Atenção Primária e Medicina Comunitária (Montes Claros/MG, Papucaia/RJ e Niterói/RJ) e o Movimento Sanitário no âmbito nacional.

A análise sociológica de como a doença é socialmente apreendida não nega a visão biológica e psicológica da medicina, mas a amplia e complica. No que se refere às enfermidades orgânicas, a sua origem é indubitavelmente uma alteração no organismo do indivíduo. Mas o grau em que se dá esta alteração decide, em muitos casos, se o diagnóstico médico reconhecerá um estado mórbido ou não. Do mesmo modo agem os indivíduos inseridos em diferentes meios sociais, embora os critérios aplicados por eles possam coincidir com os da medicina. Isto significa que o estado de saúde da população vai depender de suas ordens de fatores. De um lado, das relações do homem com o meio natural, entendido este não só como o meio externo ao homem mas também o seu meio interno, ou seja, seu próprio organismo. Do outro lado, das relações do homem com o meio social, que molda a atitude do indivíduo face aos sinais de alteração orgânica que lhe são dados perceber. Seria ilusório supor que apenas a primeira ordem de fatores produz um estado 'objetivo' de saúde, que depois é 'subjetivamente' interpretado pela sociedade. Estar doente implica sempre um dado comportamento do afetado, que é condicionado tanto pelo estado do organismo como pelo modo como este estado é socialmente percebido. (Singer, Campos & Oliveira, 1988, p.73)

No processo histórico brasileiro, os movimentos sociais da década de 1980 impulsionaram o Movimento Sanitário, que agregava funcionários, usuários e departamentos de saúde coletiva. Ele forçou o governo a responder a algumas de suas reivindicações.

A participação popular como propulsora da Reforma Sanitária

A participação popular significa um processo e, como tal, se dá em uma determinada realidade histórica e em seu contexto social. A questão deste tema originou muitos estudos acadêmicos e pesquisas científicas, com diferentes visões e conceitos a respeito da participação popular.

Uma questão muito presente, e requer ser compreendida historicamente, é que muitas práticas e discursos intitulados de participação não são mais do que processos de dominação ... historicamente, é importante considerar alguns aspectos do discurso da participação, sobretudo aqueles estimulados e apreciados pelo poder público. (Souza, 1996, p.79)

SAÚDE E PARTICIPAÇÃO POPULAR EM QUESTÃO   **51**

Dessa forma, assim como ocorreu com temas atuais como globalização e neoliberalismo, o conceito de participação popular também sofreu um certo desgaste. Para Maria Luiza de Souza,

> a participação é o próprio processo de criação do homem ao pensar e agir sobre os desafios da natureza e sobre os desafios sociais, nos quais ele próprio está situado. Como tal, é um processo dinâmico e contraditório. O homem é criador por natureza; no entanto, enquanto ser social, nasce já em um contexto historicamente dado. Encontra em tal contexto um conjunto de relações e instituições que o fazem ocupar posições que independem de decisões próprias, assumindo, inclusive, determinado sistema de pensar e agir. (Souza, 1996, p.81)

Partindo dessa consideração, pode-se entender por que determinados setores produtivos e regiões brasileiras possuem aspectos específicos de equacionamento da questão social. As raízes desse "sistema de pensar e agir" estão intimamente ligadas à própria colonização brasileira, bem como à forma de desenvolvimento[7] das cidades, regiões e estados.

A participação popular está mais intimamente ligada à questão do poder do que à ordem política, em um contexto de dominação e conflitos. Cabe, então, uma análise sobre como se pretende viabilizar essa participação, conferindo a ela um lugar na esfera do poder.

O autor Faundez discute em sua obra, *O poder da participação*, o poder e a participação popular, fazendo ressalvas sobre o papel das ações "participativas", incluindo a própria comunidade, os líderes populares e os órgãos representativos governamentais.

Como já sabemos, numa sociedade determinada os grupos dominantes 'distribuem', em certa medida, o poder entre as diferentes cama-

---

7 Ao utilizar o termo "desenvolvimento", pensa-se no processo social que permite atender às necessidades da população em geral, mais voltadas para o bem-estar individual e coletivo, do que para as necessidades capitalistas de produção e consumo.

52 LÍRIA MARIA BETTIOL

das sociais. Assim, os responsáveis pelo processo educativo só recebem uma parcela desse poder, parcela suficiente para reproduzir a ideologia e as ações que legitimam seu próprio poder e para reproduzir as práticas necessárias à manutenção deste poder na sociedade. (Faundez, 1993, p.42)

A história brasileira mostra que, na hierarquia do poder, a sociedade civil tem um papel passivo nas discussões e soluções do país. Nesse sentido, é perfeitamente explicável a vinculação da participação popular a aspectos quantitativos.[8]

Um dos efeitos nocivos da democracia participativa na Nova República foi a doença do participacionismo que terminou transformando o 'povo' em coisa que se põe na reunião, na assembleia, etc. O 'povo' virou munição para os dirigentes conseguirem verbas nas lutas de orçamento; o 'povo' é a moeda para alguns ganharem força. Em outras palavras, o 'povo' vira uma presença que preenche espaços, mas é congelada em sua capacidade de autoria histórica. (Sposati, 1992, p.373)

Faundez reflete sobre quais seriam os resultados esperados de um processo participativo que compreendesse uma nova lógica de poder mais democrática, justa e solidária.

É através desta participação que a comunidade deveria se apropriar não somente do saber destinado a resolver os problemas econômicos, políticos, sociais, culturais com os quais ela é confrontada, mas deveria apreender também a reforçar seu poder, organizando-se de uma maneira crítica e audaciosa ao mesmo tempo. (Faundez, 1993, p.43)

Ao falar de poder, é importante frisar que a sociedade é dividida em classes sociais. Considerando a vastidão de interpretações sobre o

---

8 Tal vinculação evidencia-se na saúde, por exemplo, nas fichas de controle de produção dos profissionais, em que conste o número de atendimentos e procedimentos feitos, bem como, se tratar de atividades coletivas, na lista de presença que demonstre a "participação" dos usuários envolvidos.

SAÚDE E PARTICIPAÇÃO POPULAR EM QUESTÃO **53**

conceito de classe social, torna-se difícil chegar a um conceito final. No entanto, desde os clássicos como Marx até os pensadores contemporâneos, entende-se que as classes sociais são oriundas das desigualdades sociais na sociedade capitalista. As classes sociais não são algo já dado no sistema capitalista, elas se constroem no processo de luta nas relações de produção e reprodução das relações sociais capitalistas.

> Não existe uma classe em si que, no dia especialíssimo de Pentecostes, recebesse a dádiva da consciência. Existir, para um grupo social notadamente, significa a travessia do em si até o para si, a aventura do processo de sua identificação. (Giannotti, 1983, p.337)

Da mesma maneira, Thompson relata toda a dimensão histórica das classes sociais:

> as classes acontecem à medida que os homens e mulheres vivem sua relação de produção e experimentam suas situações determinantes, dentro do 'conjunto de relações sociais' com uma cultura e expectativas herdadas, e ao modelar essas experiências em formas culturais. (Thompson apud Sader, 1988, p.44)

Partindo da concepção da sociedade de classes, parece impossível descartar a categoria classe social do debate acadêmico e científico. Na discussão do poder que perpassa a ideia da participação popular, encontra-se imbuída a questão da hegemonia, que Gramsci sinaliza como mecanismos hegemônicos.

Trata-se de identificar todo aparato institucional, pois, historicamente, o Estado representa a classe dominante em seus aspectos culturais, políticos e ideológicos, utilizados para legitimar e garantir sua condição hegemônica. Portanto, é uma ideia que faz com que o sistema capitalista não seja só um sistema de produção, mas também a manutenção da ordem vigente.

> Uma classe é hegemônica não só porque detém a propriedade dos meios de produção e o poder do Estado (isto é, o controle jurídico,

político e social da sociedade), mas ela é hegemônica sobretudo porque suas ideias e valores são dominantes, e mantidos pelos dominados até mesmo quando lutam contra essa dominação. (Chauí, 1983, p.110)

Fica evidente que as relações de classe são relações de poder. Trata-se de, pela participação popular direta e concreta, distribuir esse poder e, partindo desse pensamento, construir uma nova cultura política que devolva aos cidadãos o que lhes é de direito: entender, conhecer, planejar, executar, monitorar e avaliar as ações e políticas públicas.

Pedro Demo, na obra *Participação é conquista*, afirma que, como a liberdade só é verdadeira quando conquistada, assim também é o processo participativo.

Quem acredita em participação, estabelece uma disputa com o poder. Trata-se de reduzir a repressão e não montar uma quimera de um mundo naturalmente participativo. Assim, para realizar a participação é preciso encarar o poder de frente, partir dele, e, então, abrir os espaços de participação, numa construção arduamente levantada, centímetro por centímetro, para que também não se recue nenhum centímetro. (Demo, 1996, p.20)

Essa proposta de reforçar a participação popular trouxe para a cena o estudo dos Movimentos Sociais (MS). Embora os estudos acadêmicos acerca dos MS tenham ganhado maior fôlego no Brasil a partir de 1970-1980, as lutas sociais fazem parte da história do povo brasileiro. Há uma opinião segundo a qual o povo brasileiro é apático, esperando que outros, como o poder público, lhe concedam determinados benefícios e serviços.

Uma das características básicas da historiografia oficial é negar ao povo qualquer participação profunda nas mudanças da sociedade. A partir daí se exerce um controle ideológico tendo por base o seguinte: são os 'grandes homens', os 'herois' e os 'santos' que lutam pelas massas, pois elas são incapazes de entender a grande política. (Chiavenato, 1988, p.5)

SAÚDE E PARTICIPAÇÃO POPULAR EM QUESTÃO

Aos poucos, a ideia de alguns escolhidos é contrariada pelos Movimentos Sociais. Nesse sentido, o livro de Eder Sader *Quando novos personagens entraram em cena*, contribuiu para a compreensão das lutas sociais como força dos movimentos coletivos.

> Quando uso a noção de sujeito coletivo é no sentido de uma coletividade onde se elabora uma identidade e se organizam práticas através das quais seus membros pretendem defender seus interesses e expressar suas vontades, constituindo-se nessas lutas. (Sader, 1988, p.55)

A participação pode ser entendida de várias maneiras, desde a concepção do termo em seu sentido pleno – quando os indivíduos fazem parte do processo histórico da sociedade – até a concepção de risco, pondo em jogo a hegemonia da classe dominante.

Muitas vezes, as pessoas participam de resoluções previamente discutidas, não cabendo a elas a elaboração e decisão de determinadas questões. Trata-se então de, no processo dinâmico da história, situar o papel que os cidadãos têm tido na sociedade.

Nesse sentido, ressalte-se o envolvimento da sociedade civil na preparação da 8ª Conferência Nacional de Saúde, com ampla participação popular (1986), em que se afirmou a necessidade da promoção da saúde com participação social e intersetorialidade.

O debate sobre a promoção à saúde tem, na Carta de Ottawa, um de seus pilares.

> Partindo de uma concepção ampla do processo saúde e doença e de seus determinantes, propõe a articulação de saberes técnicos e populares e a mobilização de recursos institucionais e comunitários, públicos e privados, para seu enfrentamento e resolução. (Buss, 2000, p.165)

Trata-se de estratégias que orientem para mudança de comportamento necessária à sociedade. Isso engloba alteração de estilos de vida da população, reorientação do sistema de saúde, por meio de políticas públicas adequadas, de parcerias intersetoriais e da ação comunitária.

56 LÍRIA MARIA BETTIOL

O conceito de promoção à saúde tem sua fonte de debate nos países desenvolvidos. Foram quatro as principais Conferências Internacionais que orientaram as discussões sobre o tema: Ottawa – Canadá (1986); Adelaide – Austrália (1988); Sundsvall – Suécia (1991) e Jacarta – Índia (1997).

O Movimento Sanitarista e as novas perspectivas para a Saúde Pública

O final da década de 1970 é marcado pela transição democrática que engloba toda a sociedade civil organizada. "Novos personagens", mediante o cerceamento da liberdade de expressão, por meio de censura e repressão, além das negociações econômicas cada vez mais atreladas ao mercado internacional, começaram a aglutinar forças para modificar os rumos do país. Assim eclodiram novos partidos políticos como o Partido Popular (PP) de Tancredo Neves, o Partido Democrático Trabalhista (PDT) de Leonel Brizola, recém-chegado do exílio, e o Partido dos Trabalhadores (PT), criado pelos sindicalistas do ABC Paulista, com o líder do movimento sindical dos metalúrgicos, Luiz Inácio da Silva, o Lula.

Também é nesse período que há maior preocupação teórica com relação aos Movimentos Sociais. Há um deslocamento dos estudos, sobretudo nas Ciências Sociais, para as novas formas organizativas da sociedade.

O Movimento Sanitarista foi um dos "novos" movimentos sociais que surgiram no país e estão, segundo Reis, na "fase da emergência heroica dos Movimentos Sociais" (Reis, 2000, p.126).

De acordo com o referido autor, as principais polémicas desse período são:

- espontaneidade x organização;
- autonomia x dependência;
- heterogeneidade social x unidade ideológica;

SAÚDE E PARTICIPAÇÃO POPULAR EM QUESTÃO **57**

- ênfase nos aspectos culturais (identidades) x ênfase nos aspectos políticos – potencial transformador dos movimentos sociais. (Reis, 2000, p.126-7)

Porém, pensar sobre os movimentos sociais que ganham desta que em inúmeros estudos, teses e artigos sobre a força coletiva[9] significa pensar também numa sociedade de classes. Trata-se, portanto, de incluir os diferentes interesses das classes sociais nas políticas sociais e perceber a correlação de forças nas mudanças que a reforma sanitária reivindicava.

A incorporação das análises dos teóricos marxistas contemporâneos a respeito do Estado possibilitou transpor a compreensão da política pública para além de seu caráter legitimador, como um espaço na luta pela manutenção da hegemonia ou na consolidação de propostas contra-hegemônicas e formação de um novo bloco histórico. (Teixeira, 1995, p.22)

Após o período de Ditadura Militar mais severo, que tem no Ato Institucional nº 05, de 13 de dezembro de 1968, a mais perversa violação dos Direitos Humanos no Brasil, é que se articularam os movimentos contemporâneos.

"Combatentes do improvável, sinalizadores do futuro", assim o Professor István Jancsó, do Departamento de História da Universidade de São Paulo, USP, abre a coleção "Rebeldes Brasileiros" lançada pela revista *Caros Amigos*. Nem as amarras e amarguras que a Ditadura imprimiu à sociedade brasileira impediram a articulação do Movimento Sanitarista.

É correto (...) considerar a promulgação da Constituição de 1988, não só no patamar da legalidade, mas também da legitimidade de nossa democracia. Não estamos só comemorando a data da promulgação da

---

9 Houve até um certo exagero como se fosse uma espécie de novidade, esquecendo todas as lutas sociais que fazem parte da história brasileira.

Constituição, mas todo o movimento da sociedade que levou a este fato. Esse movimento é muito importante, muito rico e nos leva a um outro ponto: que olhemos sempre, ao discutir a legalidade, o processo de legitimação que antecede o que segue a esta legalidade. (Sposati, 1999, p.9)

O processo constituinte que culminou com a Constituição de 1988 não permite que se esqueça a efervescência social nos debates pré-constituinte.

Assim, a 8ª Conferência Nacional de Saúde, como um dos movimentos de ampla participação e mobilização da sociedade, é um marco para a Saúde Pública brasileira.

A VIII Conferência, numa articulação bem diversa das anteriores, contou com a participação de cerca de 4.500 pessoas, dentre as quais mil delegados. Representou inegavelmente, um marco, pois introduziu no cenário da discussão da saúde a sociedade. Os debates saíram de seus fóruns específicos e assumiram outra dimensão com a participação de entidades representativas da população. A questão da Saúde ultrapassou a análise setorial, referindo-se à sociedade como um todo, propondo não somente o sistema único, mas a reforma sanitária. (Bravo, 2000, p.109)

O processo constituinte brasileiro também contou com participação do Movimento Sanitarista e possibilitou conquistas históricas na saúde, presentes no Sistema Único de Saúde (SUS).

O aspecto político que permeia o movimento sanitarista, de busca de uma nova ordem social e um tipo de relação com o Estado, está presente em todos os estudos feitos sobre o assunto.

Na obra *A saúde como direito e como serviço*, os autores discutem a importância política nas negociações e articulações de uma nova estratégia de saúde.

O arcabouço jurídico institucional da saúde destaca a Lei Orgânica da Saúde (8.080/90 e 8.142/90), o decreto nº 99.438/90 e as Normas Operacionais Básicas – NOB, editadas em 1991, 1993 e 1996. A última (NOB/SUS 01/96) veio fortalecer as mudanças no modelo de assistência na saúde pública brasileira.

SAÚDE E PARTICIPAÇÃO POPULAR EM QUESTÃO   **59**

O enfoque na Atenção Básica ressalta a necessidade de vigilância constante à saúde, entendida como componente importante para promover a qualidade de vida da população e não simplesmente como ausência de doenças.

> A noção de *qualidade de vida* transita em um campo semântico polissêmico: de um lado, está relacionado a modo, condições e estilos de vida (Castellanos, 1997). De outro, inclui as ideias de desenvolvimento sustentável e ecologia humana. E, por fim, relaciona-se ao campo da democracia, do desenvolvimento e dos direitos humanos e sociais. No que concerne à saúde, as noções se unem em uma resultante social da construção coletiva dos padrões de conforto e tolerância que determinada sociedade estabelece, como parâmetros para si. (Minayo, Hartz & Buss, 2000, p.10)

O SUS e a NOB 01/96 abriram espaço para programas de prevenção, situados na Atenção Primária. A estratégia do PSF é uma iniciativa do Ministério da Saúde, marcada pela substituição do Programa de Agentes Comunitários de Saúde (Pacs), como etapa transitória ao PSF. Não se trata de uma proposta marginal, paralela ao Sistema de Saúde, mas de um processo de substituição do modelo vigente, tendo como princípios a universalidade e equidade da atenção e a integralidade das ações.

A Saúde é direito de todos e dever do Estado, por meio do Sistema Único de Saúde (SUS) (Lei 8.080/90). Os princípios norteadores da Lei Orgânica da Saúde enfocam a saúde como direito, através da integralidade da assistência, universalidade, equidade, intersetorialidade, humanização do atendimento e participação popular.

O SUS deve ser compreendido como uma conquista da sociedade brasileira, ao permitir que determinados setores populacionais, até então desassistidos, tenham acesso à universalidade do atendimento.

A universalização indica a responsabilidade do Estado para com a saúde de todos os brasileiros. No entanto, essa responsabilidade tem sido, historicamente, difícil de ser cumprida em um país com tantas disparidades sociais.

60   LÍRIA MARIA BETTIOL

As tentativas de mudança do modelo de assistência à saúde têm pelo menos duas décadas. O próprio SUS, a Lei Orgânica da Saúde, o Pacs e o PSF são partes dessas mudanças.

Entretanto, somente na década de 1990 foi regulamentada a Lei Orgânica da Saúde, que reafirmou os princípios promocionais da Constituição de 1988. No ano seguinte, começaram a ser organizados os conselhos de saúde em todos os níveis, com a composição paritária, o que caracteriza a participação popular na gestão do sistema de saúde no século XXI.

Embora exista uma heterogeneidade no nível de maturidade e compreensão da comunidade acerca do papel a cumprir a participação popular envolve um papel ativo na definição de prioridades, no perfil dos serviços a serem prestados, na efetivação das ações de saúde e na articulação do trabalho de saúde com outros setores sociais, numa perspectiva intersetorial. (Boelen apud Ministério da Saúde, 1999a, p.21)

No Brasil, a participação popular se consolidou por meio das comissões e conselhos de saúde, embora estejam em processo de implantação e efetivação. Antes de se configurar como uma vontade e necessidade política, ela foi uma imposição, o que significou um desvio no processo de formação dos conselhos.

Quanto ao controle social, que no presente trabalho será denominado controle público, é por intermédio dele que as "denúncias" e omissões dos serviços prestados podem nortear os rumos das ações de saúde. Concordamos com a Dra. Potyara A. P. Pereira quando enfatiza que "o motor das políticas sociais é a mobilização da classe trabalhadora".[10]

Os conselhos são um ganho na abertura de canais de participação popular. Segundo a lei, devem ser paritários, têm caráter permanente e são gestores das questões de saúde. Todavia, a efetivação dos conselhos ainda é problemática.

---

10 Consideração feita pela referida professora em palestra proferida no curso de Serviço Social da Funec, no dia 26 de agosto de 2003.

O termo paritário é de extrema complexidade. Na realidade das pequenas cidades do noroeste paulista, em que se encontra a cidade de Santa Fé do Sul, há uma forte tendência, no setor público, de os membros dos Conselhos em sua totalidade serem indicados pelo poder executivo. Há também o desconhecimento da maioria da população sobre a existência dos conselhos.

Todos estes elementos fragilizam o controle público, já que ele só existe no discurso, no aspecto legal, mas não de fato. O Estado não se torna verdadeiramente público, não se desprivilegiam setores, não há discussão das ações tomadas. Há uma centralização de poder nas mãos da classe dominante.

A autora Aldaísa Sposati demarcou alguns itens exigidos para a efetivação do controle público. Entre eles, merece destaque:

> o controle social que deve corrigir as lacunas da democracia representativa, introduzindo novos sujeitos democráticos/populares, ampliando, ao mesmo tempo, a democracia política e a democracia social ...
>
> o controle social é a possibilidade de ruptura da 'regulação social' e espaço possível da constituição dos caminhos da 'regulação na esfera pública' ...
>
> o controle social deve dizer respeito aos serviços públicos e privados, como também, e principalmente, às atenções não só aos serviços básicos, mas à política de saúde do trabalhador. (Sposati & Lobo, 1992, p.376-7)

A ideia de conselhos, sobretudo em São Paulo na década de 70, é também uma conquista popular. Foram viabilizados vários fóruns de debates que culminaram na criação de 'conselhos populares de saúde (autônomos e independentes do estado, eleitos diretamente pela população nos bairros e regiões)'. (Gouveia, 2000, p.23)

Tal fato reforça a necessidade de articular a população em ações socioeducativas, vinculadas ao exercício de participação, o que requer dos trabalhadores sociais, intelectuais, Universidades, entre outros atores sociais, a incorporação de novas práticas profissionais que possibilitem a abertura de diferentes canais de participação popular; investindo inclusive na ocupação legal do espaço legal que foi conquistado pela sociedade brasileira nos Conselhos Municipais de Saúde.

62   LÍRIA MARIA BETTIOL

> Dessa forma os conselhos municipais são espaços privilegiados de participação popular, embora haja ainda barreiras e conflitos e contradições entre o real e o legal, todavia.
>
> É possível considerar que os Conselhos de Saúde, como expressão da participação popular em saúde e contexto que privilegia os mecanismos decisórios onde todos os participantes são considerados, tendo por meta a busca do entendimento ... devem ser estudados, preservados e defendidos. (Bógus, 1998, p.49)

É importante ressaltar a atuação do Conselho Nacional dos Secretários Estaduais de Saúde (Conass) e do Conselho Nacional de Secretários Municipais de Saúde (Conasems), que são espaços de diálogo e troca de experiências, reforçando o SUS.

Em 1992 aconteceram dois importantes eventos – a Conferência realizada em Santa Fé de Bogotá (Colômbia), com reflexão mais regionalizada sobre o conceito de promoção à saúde, e a Conferência das Nações Unidas sobre o Meio Ambiente, a Rio 92, como conceito de desenvolvimento sustentável.

No ano de 1994 ocorreu a implantação do Pacs e do PSF, assim como a Norma Operacional Básica em 1996 (NOB 96), que criaria o Piso Assistencial Básico (PAB).

A 9ª CNS ficou conhecida pela frase "Cumpra-se a Lei", para efetivar a municipalização das ações e serviços de saúde, o que fortaleceria e embasaria as propostas da 10ª CNS:

- promover ampla divulgação das resoluções;
- financiar materiais de divulgação sobre os Conselhos;
- estimular a participação dos usuários em todos os níveis do SUS;
- articulação com outras entidades;
- criar comissões intersetoriais;
- garantir o caráter deliberativo e fiscalizador do conselho, garantido pelos gestores do SUS.

A 11ª CNS, realizada em 2001, seguiu a mesma orientação de consolidar a participação popular no SUS. Em documento redigido

SAÚDE E PARTICIPAÇÃO POPULAR EM QUESTÃO **63**

por entidades do movimento popular de saúde, movimentos de minorias, Conass, Conasems, centrais sindicais e outras constam os seguintes ideais;

... 2 – Fortalecimento do exercício da cidadania através do Controle Social na sociedade e em especial na área de saúde através das Conferências e Conselhos deliberativos e paritários com exigência de respeito às suas decisões;

... 7 – Nesta lógica, a organização da porta de entrada do sistema, através de distintas iniciativas de estruturação da atenção básica, tais como: Saúde da Família, Sistemas Locais de Saúde e outras estratégias, devem garantir a territorialização, gestão pública, responsabilidade sanitária, equipe multiprofissional em dedicação integral e articulação e integração com os demais níveis de atenção à saúde. (*Jornal do Conasems*, 2001, p.8)

Tendo em vista essas reflexões acerca da temática, de maneira geral, será possível, no próximo capítulo, encaminhar tal discussão analisando o contexto da saúde no município de Santa Fé do Sul (SP).

2

O PROGRAMA SAÚDE DA FAMÍLIA: DA PROPOSTA INTERNACIONAL À REALIDADE LOCAL

O PSF e sua face governamental

O PSF foi implantado no Brasil em 1994, como uma proposta do Ministério da Saúde para enfocar a Atenção Primária, no nível básico de atenção. Com isso, o PSF priorizava as ações de prevenção, promoção e recuperação da saúde, sob dois princípios fundamentais: o atendimento familiar, ou seja, abrangendo todos os indivíduos, independentemente da faixa etária, e a intersetorialidade – articulando as ações de saúde com as demais políticas sociais existentes.

Anteriormente, houve a implantação do Pacs, que funcionava como uma espécie de posto de saúde móvel, realizando encaminhamentos, olhando carteiras de vacinas e "limpando quintais". Era um projeto acanhado e de baixa efetividade, que pode ser considerado como uma etapa transitória para o PSF.

Segundo o Ministério da Saúde, o PSF tem como principal propósito:

66 LÍRIA MARIA BETTIOL

Reorganizar a prática de atenção à saúde em novas bases e substituir o modelo tradicional, levando a saúde para mais perto da família e, com isso, melhorar a qualidade de vida dos brasileiros.[1]

Quando se utiliza a expressão "substituir o modelo tradicional", é permitida a interpretação de que o modelo vigente é visto como de baixa efetividade. No entanto, não se encontram nos cadernos, *sites* e cartilhas oficiais as causas desse grau de impacto, pois isso implicaria mexer em "vespeiros", como os parcos recursos financeiros destinados à saúde e à capacitação permanente dos recursos humanos.

Assim, como uma inovação e até um possível "milagre", o governo propõe a criação de Equipe de Saúde da Família – ESF, que é composta por um médico, um enfermeiro, um auxiliar de enfermagem e agentes comunitários de saúde.[2] Eles deverão atender a uma área delimitada de até 1.000 famílias, totalizando, aproximadamente, 4.500 pessoas.

A equipe deve:

- conhecer a realidade das famílias pelas quais é responsável, por meio de cadastramento e diagnóstico de suas características sociais, demográficas e epidemiológicas;
- identificar os principais problemas de saúde e situações de risco aos quais a população que ela atende está exposta;
- elaborar, com a participação da comunidade, um plano local para enfrentar os determinantes do processo saúde/doença;
- prestar assistência integral, respondendo de forma contínua e racionalizada à demanda, organizada ou espontânea, na Unidade de Saúde da Família, na comunidade, no domicílio e no acompanhamento ao atendimento nos serviços de referência ambulatorial ou hospitalar;

---

1 Disponível: www.saude.gov.br/psf/programa/index.asp, em 10.10.2003, às 11h15min.

2 Os agentes comunitários de saúde foram considerados como categoria profissional pelo Projeto de Lei para aprovação do Senado Federal e enviado pela Câmara dos Deputados no dia 20 de junho de 2002.

SAÚDE E PARTICIPAÇÃO POPULAR EM QUESTÃO   **67**

- desenvolver ações educativas e intersetoriais para enfrentar os problemas de saúde identificados.[3]

Seus princípios básicos são reafirmar os princípios do SUS: universalização, descentralização, integralidade e participação da comunidade. O governo do Estado de São Paulo lançou em 2000 a cartilha *Informações e conceitos básicos para a consolidação do SUS*. Esses princípios são detalhados da seguinte forma:

- Universalidade de acesso aos serviços de saúde em todos os níveis de assistência;
- Integralidade de assistência, entendida como um conjunto articulado e contínuo de ações e serviços preventivos e curativos, individuais e coletivos, exigidos para cada caso em todos os níveis de complexidade do sistema ...;
- Participação da comunidade;
- Descentralização político-administrativa com direção única em cada esfera de governo com:
  a) ênfase na descentralização dos serviços para os municípios;
  b) regionalização e hierarquização da rede de serviços de saúde.
- Integração das ações de saúde, meio ambiente e saneamento básico.

(Secretaria da Saúde, 2000, p.10-1)

Alguns comentários são pertinentes às pontuações sobre três princípios, especialmente.

O primeiro é quando se fala da integralidade de assistência à saúde em todos os níveis. Na realidade que se investiga, percebe-se, enquanto usuária do sistema, que as ações preventivas são pouco exploradas e que os trabalhos do PSF detêm-se ainda no aspecto curativo. Quando se trata de tratamento no nível terciário, a prática vigente é o encaminhamento a São José do Rio Preto, localizada a

---

3 Disponível: www.saude.gov.br/psf/programa/index.asp, em 10.10.2003, às 11h15min.

190 km de Santa Fé do Sul. Esta cidade conta com um Hospital de Base – Centro de Referência, que atende à demanda de toda a Região Noroeste Paulista. Isso significa agendamentos com demora de até cinco meses, dependendo do caso. Mesmo no nível secundário, o agendamento em determinadas especialidades chega a um mês ou até a dois meses.[4]

O *slogan* que o Ministério da Saúde adotou para o PSF é o de que ele é a "porta de entrada para o SUS". Tal discussão permite que se observe tratar-se de uma porta para uma casa sem nenhuma estrutura, algo parecido com a canção: "Era uma casa muito engraçada, não tinha teto, não tinha nada, ninguém podia subir na rede, porque na casa não tinha parede...".

Há ainda, como segundo princípio, a questão da participação da comunidade, por ser apenas citada. Não há nenhum comentário ou sugestão de como esse contato deveria ser feito ou sobre sua relevância. Isso lhe dá um caráter relegado a plano secundário. A participação popular está presente porque faz parte da lei, mas de fato não é importante.

O terceiro ponto a ser questionado está na descentralização, que deve ocorrer pela municipalização. Há duas vias problemáticas, embora em seu texto a cartilha reconheça que "são tantas as diferenças entre os municípios que só o próprio município pode decidir sua política de saúde, além de agilizar a decisão e execução de sua ação" (Secretaria da Saúde, 2000, p.12). Um fato importante é considerar a questão das diferenças regionais em seus aspectos socioculturais e econômicos.

A própria Emenda Constitucional nº 29, aprovada pelo senado em 13 de setembro de 2002, "obriga a União, os Estados e os Municípios a ampliarem os investimentos em saúde. A emenda aprovada prevê que Estados e Municípios apliquem segundo percentuais a seguir indicados":

---

4 Esses dados são resultados da experiência da autora como assistente social na Secretaria Municipal de Saúde de Santa Fé do Sul, no setor de agendamento e remoção interna e externa no ano de 2001.

Ano	Estados	Municípios
2000	7%	7%
2001	8%	8,6%
2002	9%	10,2%
2003	10%	11,8%
2004	12%	15%

Fonte: Nogueira, 2001, p.100-1.

Do ponto de vista da garantia dos serviços de saúde de qualidade, é relevante tal aprovação. Porém, outra análise deve ser considerada. Como ficam os municípios de pequeno e médio porte, cuja arrecadação é pequena, mas cujos problemas de saúde são enormes, pois a saúde está intimamente ligada à questão da pobreza e da infraestrutura dos municípios?

Assim delegou-se ao município a tomada de iniciativas em relação a qualquer risco ou necessidade de saúde, ainda quando restritas à identificação dos problemas e ao pedido de socorro às demais instâncias de poder. A omissão do SUS local tornou-se indesculpável perante a opinião pública, o que significa alívio para as instâncias do poder central do estado (...)

De qualquer maneira, o principal fator limitante do avanço da descentralização é a dependência financeira do poder local dos governos dos Estados e da União, já que vem se constatando que os recursos próprios dos municípios são insuficientes mesmo para o custeio do conjunto de serviços que lhes cabe executar. (Campos, 1992, p.99)

Além desse desvio que o processo de descentralização traz para os municípios, sobretudo os de baixa arrecadação, também há o problema do gerenciamento dos recursos e planejamento local das ações de saúde, que pode ser verificado na NOB 96.

70 LÍRIA MARIA BETTIOL

A NOB 96, apesar de ser um importante instrumento na operacionalização do sistema, e nesta versão apresentar aparentemente grandes avanços na relação intergestores e na política de financiamento do SUS, como por exemplo a definição dos papeis de cada nível de governo no processo de gestão, o aumento das transferências diretas fundo a fundo ... no corpo do seu texto aparecem propostas contraditórias como por exemplo, ao mesmo tempo que aponta as relações de independência do município como gestor pleno, coloca projeto de incentivos de financiamento das ações de saúde de modo verticalizado .... Dessa forma nos parece que a NOB 96 fere o princípio da autonomia do município enquanto gesto único do sistema a nível local, impedindo ou pelo menos induzindo os programas prioritários, não definidos nos fóruns deliberativos locais de controle social. (Bueno, Merhy)[5]

Dessa maneira, houve a partir de 1994 uma ampla expansão do PSF pelo Brasil. Na cidade de Santa Fé do Sul, a primeira unidade foi implantada em 1997 e, no ano de 2000, quatro novas unidades do programa foram ali instaladas.

Duas observações são pertinentes: a primeira é a reafirmação da citação acima de que os municípios foram praticamente obrigados à adoção do PSF como estratégia de mudança do sistema de saúde; a segunda é que a implantação dos programas serviu como pilar de campanhas eleitorais, tanto no âmbito municipal, quanto no nacional. Nas últimas eleições a presidente da República o *marketing* do candidato do PSDB, José Serra, centrava-se na implantação do Programa Saúde da Família.

Ainda sobre os aspectos de uso político do Programa, veja o *site* www.saude.gov.br/saude/buscar.cfm, sob o título de "Mais saúde, mais empregos: um balanço dos empregos criados na área da saúde". Afirma-se ali que, no período de 1998 a 2002, houve um aumento de 12.586 equipes do PSF (de 1.623 equipes em 97 para 14.209 equipes em fevereiro de 2002). Compõem a equipe básica: médico, enfermeiro e auxiliar de enfermagem. Somada ainda a am-

---

5 Acessível: www.datasus.gov.br/cns, em 10.10.2003 às 11h40min.

SAÚDE E PARTICIPAÇÃO POPULAR EM QUESTÃO **71**

pliação do Programa de Agentes Comunitários de Saúde, associados ou não ao PSF (dezembro de 1997 a fevereiro de 2002), são criados 104.350 novos postos de trabalhos para os Agentes Comunitários de Saúde (ACS).

Os municípios recebem o Piso Assistencial Básico (PAB), que é composto por duas partes, uma fixa e outra variável, sendo a primeira destinada

> à assistência básica ... e a parte variável relativa a incentivos para o desenvolvimento de ações estratégicas da própria atenção básica ... O incentivo ao Programa de Agentes Comunitários de Saúde e Programa Saúde da Família consiste no montante de recursos financeiros destinados a *estimular a implantação de equipes de saúde da família e de agentes comunitários de saúde, no âmbito municipal, com o propósito de contribuir para a reorientação do modelo de atenção à saúde*. (Ministério da Saúde, 1999c, p.28, grifo nosso)

A estratégia do PSF, do ponto de vista financeiro, é fornecer um complemento às ações da Atenção Básica. Em sua cartilha, é definido que os profissionais devem trabalhar oito horas e receber por isso um salário diferenciado, ficando, como responsabilidade municipal, a complementação dos salários dos profissionais. É de responsabilidade do município montar o projeto de implantação do programa e encaminhá-lo para o Conselho Municipal de Saúde.

Essa questão é problematizada por Mary Jane de O. Teixeira quando apresenta as seguintes questões:

c) só um salário maior do que a rede de serviços (SUS) é suficiente para a adesão dos profissionais de saúde (principalmente os médicos, como é argumentado)?

d) salário mais elevado é suficiente para garantir a qualidade da assistência e a estratégia de reorganização do sistema de saúde?

e) os salários diferenciados entre as categorias de nível superior, sendo maiores para a categoria médica, não contradiz a proposta democrática do programa? (Teixeira apud Bravo & Pereira 2002, p.240-1)

Pode-se levantar outra interrogação: será que os municípios agregam um valor maior ao que vem da parte variável do PAB? A realidade investigada aponta para o descumprimento dessa ideia de complemento. O salário real dos profissionais é o referente ao recurso financeiro destinado pelo PAB, significando que, se por um lado a adoção do PSF contribui para a geração de empregos, por outro permite a precariedade das relações de trabalho, pelos baixos salários. Em determinadas localidades, servem como "cabides de emprego" e promessa eleitoral.

Tratando-se de uma equipe multiprofissional, houve o detalhamento das atribuições dos membros da equipe:

Médico:

Atende a todos os integrantes de cada família, independente de sexo e idade, desenvolve com os demais integrantes da equipe ações preventivas e de promoção da qualidade de vida da população.

Enfermeiro:

Supervisiona o trabalho do ACS e do auxiliar de enfermagem; realiza consultas nas unidades de saúde, bem como assiste as pessoas que necessitam de cuidados de enfermagem no domicílio.

Auxiliar de Enfermagem:

Realiza procedimentos de enfermagem na Unidade Básica de Saúde, no domicílio, e executa ações de orientação sanitária.

Agente Comunitário de Saúde:

Faz a ligação entre as famílias e o serviço de saúde, visitando cada domicílio pelo menos uma vez por mês; realiza o mapeamento

SAÚDE E PARTICIPAÇÃO POPULAR EM QUESTÃO **73**

de cada área, o cadastramento das famílias e estimula a comunidade para práticas que proporcionem melhores condições de saúde e de vida.[6]

É pertinente considerar a própria composição da equipe mínima em que as três profissões situam-se no plano da concepção "biológica" da saúde, embora em seus currículos haja disciplinas com determinados enfoques sociais. Somente os ACS não possuem vinculação com a área de saúde e devem ser da própria comunidade em que atuam.

Embora o governo, quando se reporta à Equipe Multiprofissional, admita que os profissionais como dentistas, fisioterapeutas, assistentes sociais, psicólogos possam incorporar-se à equipe como "apoio", não há sua inserção formal na equipe. Há essa inserção dos dentistas no PSF. Os fisioterapeutas estão a caminho dessa formalização, em entendimentos com o Ministério da Saúde.[7] A inclusão desses profissionais, no entanto, depende de acerto financeiro. Quanto ao incentivo à contratação dos demais profissionais, não há nada legitimado.

Outra observação interessante é que os profissionais que integram o programa são da área de biológicas, e nenhum deles tem nível superior na área de humanas.

Isso pode ser verificado pelo próprio modo de pensar o processo de saúde/doença, que, como já foi abordado, desde sua origem tem se centralizado na figura do médico.

O trabalho assistencial em saúde é majoritariamente institucionalizado, realizado no espaço ambulatorial ou hospitalar, e resulta de um trabalho coletivo no qual o médico é o elemento central, que detém o controle do processo assistencial e delega atividades a outros profissionais de saúde. (Pires, 1998, p.101)

---

6 Acessível: www.saude.gov.br/psf!programa/index.asp em 10.10.2003, às 11h15min.

7 Dados obtidos na entrevista com Dr. Luiz Odorico Monteiro de Andrade – presidente do Conasems, intitulada "Fisioterapeuta deve fazer parte do Programa de Saúde da Família" na revista *O Coffito*, de junho de 2003, p.13-7.

74 LÍRIA MARIA BETTIOL

Verifica-se que o *status* alcançado pelos médicos os coloca na condição de "semideuses" com poderes sobre a vida e sobre a morte, principalmente, em decorrência dos avanços tecnológicos, que se tornam cada vez mais complexos e especializados. Todo o aspecto contestador do Movimento Sanitarista, que começa com uma intensa crítica à formação médica de modelo biomédico, reverte em benefício da Medicina Preventiva e Social, com ressonância na área de Ciências Sociais em Saúde.

De certo modo, percebia-se clara insatisfação com os modelos de ensino e com a bibliografia que vinha sendo utilizada.

As críticas estendem-se ao uso da história natural da doença e à literatura basicamente de corrente funcionalista que as escolas adotaram. (Nunes apud Botazzo & Freitas, 1998, p.35)

Partindo desses questionamentos, sugere-se, por influência marxista, um novo modelo de formação, que é chamado de modelo alternativo e deveria considerar os seguintes aspectos:

1. As relações entre o conceito de saúde, os modos de produção e as formações socioeconômicas.
2. As relações entre a organização de ações de saúde, os modos de produção, as formações socioeconômicas e os conceitos de saúde.
3. As investigações históricas sobre a formação, o desenvolvimento e a consolidação das organizações práticas e da educação médica no continente. Estas investigações deverão inscrever-se dentro da relação dinâmica entre os modos de produção e formações socioeconômicas específicas, e a definição epistemológica das relações entre as Ciências Sociais e as Ciências Biológicas. (Nunes apud Botazzo & Freitas, 1998, p.95)

Dessa forma, a medicina também passa por um processo de questionamento de suas bases teóricas, com reflexos na sua atuação profissional.

Todavia, a própria cultura brasileira, por sua concepção de saúde e doença e pela "santificação" do médico, impediu que determinados

SAÚDE E PARTICIPAÇÃO POPULAR EM QUESTÃO 75

avanços fossem alcançados. Não obstante, conquistas importantes foram obtidas pelos médicos sanitaristas, forjando teses e estudos sobre uma nova forma de entender a saúde. Ainda,

os médicos têm ocupado, majoritariamente, os altos cargos de direção das instituições, sendo a categoria, dentre os profissionais de saúde, que mais tem representação nos espaços legislativos e nos espaços de decisão das políticas de saúde no país. Além disso, não existe restrição legal à atuação dos médicos em qualquer ramo das atividades de saúde, o que não ocorre com as outras profissões. (Pires, 1998, p.102)

Percebe-se que a proposta de atuação interdisciplinar ainda é uma questão a ser trabalhada. O perfil que o PSF pede é de um profissional que dê conta do trabalho coletivo e de equipe, a chamada "horizontalização nas pirâmides das profissões".

A dificuldade encontrada no trabalho interdisciplinar é que de fato não há interdisciplinaridade, pois, pensada conceitualmente, ela é

entendida aqui como estrutural, havendo reciprocidades, enriquecimento mútuo, com tendência à horizontalização das relações de poder entre os campos implicados ... colocando-se em comum os princípios e os conceitos fundamentais, esforçando-se para uma decodificação recíproca da significação, das diferenças e convergências desses conceitos, e desta forma quando uma fecundação e aprendizagem mútua, que não se efetua por simples adição ou mistura, mas por combinações dos elementos internos. (Vasconcelos, 1997, p.141)

Na verdade não basta compor uma equipe mínima com diferentes profissionais para fazer um trabalho interdisciplinar. Há necessidade de adequação de perfil e de trabalho desses profissionais, individual e coletivamente, para que possam ser criados espaços de identidade comum. Isso permite benéficos diálogos e intercâmbio de saberes.

Dessa maneira, há um ponto crucial, debatido pela Dra. Isonir Rosa Decker (UERJ) na revista *O Coffito* (do Conselho Federal de

76 LÍRIA MARIA BETTIOL

Fisioterapia e Terapia Ocupacional), em dezembro de 2002, e se refere à questão da formação profissional, do trabalho interdisciplinar e da política salarial do programa.

> Temo que teremos que passar por muitas revisões, principalmente em relação à perspectiva interdisciplinar, impossível só com o enfermeiro e o médico. Porque um gestor, que tem como norma uma estrutura mínima, iria incorporar um fisioterapeuta ou outro profissional na equipe. ...
> O médico não se fixa nas equipes e se você pensar que este é um programa baseado no vínculo, esta rotatividade é absurda... A discrepância de salários é enorme entre os componentes da equipe, para o mesmo trabalho. Por outro lado, a postura médica tem sido um entrave para aprimorar este projeto de mudança. Se não houver salário atrativo o médico não integra a equipe. Para atraí-lo, joga-se o salário dele para cima e com isso cria-se uma situação complicada dentro da equipe. Como pensar em trabalho integrado, interdisciplinar, com essas disparidades? (Decker in *O Coffito*, 2002, p.33-4)

Apresentado como uma estratégia de mudança no modelo de atenção à saúde, ou seja, cuidando dos indivíduos já doentes, mas também promovendo ações de proteção à saúde e prevenção às doenças, o novo programa é um "sonho" que vem sendo perseguido por muitos profissionais e pela população. No entanto, não se pode negar a própria cultura sobre saúde/doença dos indivíduos, nem os serviços básicos oferecidos por longos anos à população usuária da saúde pública.

Considerando que se trata de um processo em construção, parece que, do ponto de vista estratégico, torna-se necessário "aparar" certas arestas nos programas existentes, para que de fato possam atender aos objetivos que, formalmente, pretendem.

No entanto, o que se percebe é que, além de ser, por várias vezes, implantado mais pelo financiamento do que por uma real necessidade dos municípios, o programa tem se expandido largamente pelo Brasil, inclusive com apoio do capital estrangeiro, por intermédio do "Projeto de Implantação e Consolidação da Saúde da Famí-

SAÚDE E PARTICIPAÇÃO POPULAR EM QUESTÃO **77**

lia" (Proesf), financiado pelo Banco Interamericano de Desenvolvimento (Bird), por acordo assinado em 27 de setembro de 2002 em Washington, pelo então ministro da Fazenda, Pedro Malan.

O Proesf é uma iniciativa do Ministério da Saúde apoiada pelo Bird. Tem como objetivos expandir a ação do PSF em municípios com população acima de cem mil habitantes, ampliar a capacitação dos profissionais na área de atenção de saúde e institucionalizar sistema de avaliação e do monitoramento do Programa.

O volume total de recurso para a implementação do Proesf é de US$ 550 milhões, sendo que 50% virão do Bird e 50% de contrapartida do governo federal. Esse projeto deve estar totalmente implantado até 2008.[8]

Esse financiamento internacional fragiliza ainda mais a seguridade social, em especial a saúde, já que se parte especificamente dela. Ao injetar capital estrangeiro no PSF, de certa forma, tem-se uma série de orientações oriundas da fonte financiadora. Tal fato é uma ameaça para o SUS, que foi e é criticado, principalmente pelo seu princípio de universalidade.

Além do mais, historicamente, a preocupação do Bird e do FMI (Fundo Monetário Internacional) sempre foi atender às reivindicações do mercado. E sob esta pressão o país passa a perder a autonomia sobre suas políticas sociais.

Tratando-se de uma proposta centralizadora, mais uma vez, não há nenhuma participação da sociedade civil no planejamento, na implementação e na sua execução, com margem a várias distorções.

É pertinente refletir que o financiamento obtido pelo governo FHC para consolidar o programa tem uma face perversa no que se refere ao incentivo financeiro e à criação de novos postos de trabalho.

O orçamento nacional do Pacs/PSF para 2001 foi de R$ 970 milhões e a previsão é de R$ 1,3 bilhão. O valor dos incentivos repassados aos municípios pelo Ministério da Saúde varia de acordo com a cobertura

---

8 Acessível: www.saude.gov.br/saude/aplicacoes/noticias, em 28.04.03 às 15h15m.

78 LÍRIA MARIA BETTIOL

populacional: quanto maior o percentual de pessoas assistidas pelas equipes e agentes comunitários, maior a quantia paga. Cada equipe de saúde da família pode receber incentivo de até R$ 4,5 mil por mês.[9]

Não há programa governamental com tal capacidade de financiamento, mas há uma explosão de novas equipes implantadas, sem rever os problemas que o PSF pode ter em alterar o modelo de saúde existente.

Como no dito popular "Não há ganho sem perda", a entrada do recurso financeiro estrangeiro não está livre de segundas intenções. Ele significa mais atrelamento e dependência do setor público ao exterior e regras a cumprir, que podem ir contra as conquistas do SUS. Este conquista uma vitória por promover um sistema baseado no direito e na equidade social, que são interesses ignorados pelos órgãos financeiros internacionais.

Os programas de médicos de família e agentes de saúde devem ser instrumentos da rede básica e das próprias equipes de saúde, de forma integrada em seus planos de ação, para o enfrentamento de agravos e situações específicas de saúde em determinados grupos populacionais. A inversão de papeis destes instrumentos, além de não produzir impacto nos níveis de saúde da população em geral se configura em uma 'cesta básica' de ações mínimas de saúde para os cidadãos mínimos, o que certamente aprofundará a crise do sistema, resultado que será creditado à inoperância da gestão pública, em defesa da privatização e do projeto neoliberal de Reforma do Estado. (Bueno, Merhy)[10]

O Programa, como se percebe, é uma fonte de inúmeros questionamentos. No próximo item será apresentado o sistema local de saúde de nosso universo de pesquisa, o município de Santa Fé do Sul, que tem cobertura de 100% do Programa. Serão retomados todos os

---

9 Acessível: www.saude.gov.br/saude/aplicadores/noticias, em 28.04.03 às 15h15min.
10 Acessível: www.datasus.gov.br/cns, em 10.10.2003 às 11h50min.

SAÚDE E PARTICIPAÇÃO POPULAR EM QUESTÃO **79**

aspectos teórico-críticos até aqui expostos, para uma avaliação da realidade investigada.

Experiências internacionais em Saúde da Família

A ideia de privilegiar a Atenção Básica nos modelos de saúde faz parte de um debate mundial sobre o enfoque na promoção à saúde, estabelecendo um novo tipo de relação com o Estado e com a sociedade civil. Daí advém a necessidade do desenvolvimento de novas habilidades dos profissionais para implementar novas práticas, diante dos desafios da saúde.

Trata-se então de uma estratégia não específica do Brasil. Ao contrário, o Programa Saúde da Família tem no modelo cubano de saúde familiar sua principal inspiração. No entanto, outros países têm relevantes experiências no âmbito da medicina familiar, da Atenção Primária ou Saúde da Família.

Nesse sentido, em 1998, no período de 13 a 16 de julho, em Brasília – DF, aconteceu o I Seminário de Experiências Internacionais em Saúde da Família.[11] Seu objetivo era que a contribuição das lições aprendidas, respeitando as diversidades da realidade de cada país, pudesse ser socializada, enfocando especificamente as ações na realidade familiar.

A conferência inaugural teve como expositor o Dr. Adib Domingues Jatene, do Instituto do Coração, com o tema "Perspectiva para o PSF: dos desafios na mudança formação/qualificação à reorientação do modelo assistencial".

Estiveram presentes os seguintes países e seus respectivos expositores:

- Filiberto Pérez Ares – Cuba
- Bernard Salafsky – Estados Unidos

---

11 As informações sobre o referido seminário foram retiradas do relatório do I Seminário de Experiências Internacionais em Saúde da Família, elaborado pelo Ministério da Saúde do Brasil.

80 LÍRIA MARIA BETTIOL

- Johanne Theoret – Canadá
- Rodrigo Barceló – Colômbia
- Pedro Barreiro – Equador

Não se pretende, neste trabalho, descrever o funcionamento minucioso do sistema de saúde de cada um dos países, mas confrontar três experiências mundiais que possibilitem aprofundar a análise sobre o PSF brasileiro. Dessa forma, foi representado um país da América do Norte, o Canadá, Cuba, por ser o único país socialista do Ocidente, e a Colômbia, um país latino-americano.

Canadá

Segundo informações da expositora Johanne Theoret,[12] oriunda da província de Quebec, a família possui um lugar especial, contando com uma Secretaria da Família. Dentro desta, há duas abordagens: uma destinada às crianças, em que profissionais investigam a situação da infância, inclusive visitando hospitais, escolas etc., para formar um "documento". Outra é destinada a conhecer as necessidades trazidas pelas consultas feitas à família.

Nota-se que há uma articulação da rede de assistência. A Secretaria da Família busca nos espaços de saúde informações para montar seu trabalho.

Outra prioridade no Canadá são os idosos, tendo em vista que a população mundial tende ao envelhecimento. Em Quebec não é diferente, priorizando-se a atenção a esse grupo social.

Para Johanne Theoret, as principais causas de mortalidade são as doenças cardiovasculares, o câncer, as doenças respiratórias, os traumatismos, os acidentes e os envenenamentos.

---

12 Atua no CLSC – Centro Local de Serviços Comunitários, no Hospital Universitário Santo Sacramento, no Departamento de Medicina Familiar, onde preside um comitê sobre família, responsável pelas recomendações sobre os objetivos que os médicos de família devem buscar para o trabalho com sua clientela (Ministério da Saúde, 1999a, p.45).

SAÚDE E PARTICIPAÇÃO POPULAR EM QUESTÃO   81

Quanto à organização da estrutura

o sistema de saúde tem como fundamentos principais a universalidade, integralidade e acessibilidade dos cuidados para todos, gestão pública; e o direito do serviço de saúde em todo o território do Quebec (...) O acesso ao sistema é sem taxação, é uma responsabilidade da província. Há um seguro de hospitalização que se iniciou em 1960; um seguro doença, desde 1970 e um sistema de seguro, por limite sobre autorização, desde 1987. Frequentemente, a população não conhece o serviço. E o interventor tem um papel maior nisto, seja enfermeira, assistente social, médico de família. Os médicos têm muito a aprender com as enfermeiras, com os trabalhadores sociais, assim como as enfermeiras têm muito a aprender com os médicos. (Theoret apud Ministério da Saúde, 1999a, p.46)

Percebe-se que há uma referência a outros profissionais, descentralizando a figura do médico. Outra observação importante é a aceitação do não reconhecimento dos serviços por parte da população. Admitir tal fato é importante, porque indica uma ação: divulgar esses serviços. Cabe também uma colocação pertinente quanto ao papel do "interventor". O médico também é responsável pela divulgação dos serviços, juntamente com outros profissionais, ou seja, sua função é maior que apenas clinicar, como ocorre, habitualmente, no Brasil.

Segundo Theoret (apud Ministério da Saúde, 1999a, p.46), o perfil do médico de família do Quebec demonstra uma preparação para o trabalho multiprofissional, destacando a questão da formação profissional segundo quatro princípios:

1. a formação de um clínico competente e eficaz;
2. a medicina familiar deve ser totalmente orientada para a comunidade;
3. ela é um recurso para uma população definida e deve estar disponível junto à comunidade;
4. a focalização no atendimento de qualidade, sobretudo na relação médico-paciente.

82 LÍRIA MARIA BETTIOL

Desde 1988, todos os médicos generalistas devem passar obrigatoriamente pelo programa de residência em medicina familiar, que dura dois anos, com estágio em 50% em especialidades e 50% em contato com a medicina familiar. (Theoret apud Ministério da Saúde, 1999a, p.46)

Os residentes são obrigados a participar de projetos de pesquisas que desenvolvam uma consciência comunitária, colaborando com o segundo princípio da formação desejada, ou seja, um trabalho que conheça, diagnostique e atue diretamente nas questões da comunidade requer uma preparação para o trabalho popular. Há também oficinas e encontros em que os médicos podem discutir suas ações, debatendo dificuldades e ampliando experiências.

Quanto às atividades desenvolvidas pela medicina familiar, que são numerosas, lista-se como as mais frequentes, o acompanhamento no consultório; o cuidado em casa àqueles que têm urgência; o acompanhamento do paciente no domicílio, a avaliação geriátrica multidisciplinar para os pacientes idosos e hospitalização de pacientes porque, na formação, o médico de família deve exercer a prática de hospitalizar, já que precisa ter uma experiência nessa área: os médicos removem os pacientes com urgência, dão entrada no hospital e os liberam no final da hospitalização. Frequentemente, durante a permanência do paciente hospitalizado, o residente deve orientá-lo, pois talvez o paciente não retorne imediatamente para casa e então é preciso entrar em contato com os Assistentes Sociais para recolocá-lo. (Theoret apud Ministério da Saúde, 1999a, p.46)

É relevante ressaltar a presença do profissional assistente social, reconhecido no Quebec, como um trabalhador essencial tanto nas questões técnicas operativas, quanto na sua contribuição para a formação profissional. O que, infelizmente, não ocorre em alguns casos no Brasil. O Serviço Social no sistema de saúde é relegado às funções secundárias.

Nas suas conclusões finais, a Drª Johanne valoriza esses formadores do médico de família:

são os médicos professores, que têm uma formação complementar, além de Mestrado em Pedagogia Universitária das Ciências Sociais, em psicologia, em saúde pública, em epidemiologia, em antropologia, (...) Os assistentes sociais, os psicólogos, as enfermeiras, os nutricionistas e os farmacêuticos, todos eles têm um papel muito importante no nível do ensino dos residentes. (Theoret apud Ministério da Saúde, 1999a, p.46)

Quanto aos desafios da Saúde no Quebec, o maior deles é o mesmo que a maioria dos países enfrenta, a questão do financiamento do sistema. Este é dispendioso, lutando com um dilema: como reduzir gastos sem que se altere a qualidade do serviço prestado à população.

Em comparação com o caso brasileiro, percebe-se que há uma certa incoerência que começa pela própria denominação dos programas. Enquanto no Quebec intitula-se o programa "Médico de Família", no Brasil é chamado de PSF, vinculado à ideia de equipe de saúde. Porém, a formação profissional que o médico recebe no Quebec é orientada para o trabalho multidisciplinar. Como reconhecimento das diferentes áreas do saber do profissional qualificado, há toda uma estrutura pedagógica na universidade para formação desse perfil proposto pela medicina familiar.

No Brasil, na formação da equipe multiprofissional, consta no mínimo um médico, não se prescrevendo que seja generalista ou tenha qualquer formação prévia para o trabalho de medicina familiar. Mesmo porque os currículos não contemplam tal área, ocorrendo forte inclinação para as especializações, pois é delas que advém a maioria dos recursos da saúde suplementar, fonte de um "bom" negócio.

A história da organização das profissões de saúde mostra o processo de institucionalização da medicina como detentora legal do saber da saúde, e elemento central do ato assistencial. E apesar de o controle médico sobre as demais profissões ter se relativizado, neste século, com a organização profissional independente, os médicos continuam, até hoje, com o poder legal de exercer qualquer ramo do ato assistencial em saúde. (Pires, 1998, p.163)

Ou seja, a mudança de modelo de atenção à saúde, que se pretende com o PSF, passa pela reorganização dos currículos de graduação, em todos os campos da saúde. O Brasil deve levar as universidades e faculdades a alterar seus currículos, em sua maioria conservadores e centrados na figura médica, se realmente deseja mudança de padrão das práticas de saúde no Brasil.

Além do fator formação profissional, o prof. Eleutério Rodrigues Neto, da UnB, enfatiza os recursos financeiros destinados à saúde:

> no Canadá, a prioridade, do ponto de vista da qualidade de vida, de melhores indicadores de saúde, significa, concretamente, do ponto de vista do governo, uma prioridade absoluta, em termos de alocação de recursos. O Canadá gasta, do ponto de vista per capita, pelo menos vinte e cinco vezes mais do que temos possibilidade ou chance de gastar no Brasil. (apud Ministério da Saúde, 1999a, p.49)

Cuba

A Saúde Pública cubana só se considera válida

> a partir de 1959, quando começa a se estruturar um sistema de saúde, quando surge uma política de saúde, uma política de governo, disposta a transformar a condição de saúde do País. Essas políticas estiveram sempre intensamente vinculadas com as políticas nas áreas da educação, da cultura, do emprego, das conquistas sociais, da seguridade social, enfim em todos os componentes que facilitaram a garantia de vida e a melhoria das condições de vida da população cubana. (Ares apud Ministério da Saúde, 1999a, p.37)

Para o expositor Filiberto Pérez Ares, somente a partir da Revolução Cubana, em 1959, é que se estruturou o sistema de saúde no país. Ele só se efetivou pela interface com as demais políticas sociais, em vista de melhores condições de vida da população.

SAÚDE E PARTICIPAÇÃO POPULAR EM QUESTÃO 85

O primeiro esforço para o nascimento do sistema de saúde cubano foi a aplicação de um modelo baseado, fundamentalmente, nos cuidados ao dano à saúde, esse modelo que todos conhecem como assistencialista hospitalocêntrico, mas que mesmo assim não existia. Evidentemente, isto significou uma prioridade aos componentes clínicos médicos propriamente ditos, ou seja, uma participação clássica nos componentes dos serviços de saúde para uma população que, naquela etapa, estava praticamente desprotegida. Esta etapa foi acumulando a aplicação deste método, foi acumulando conhecimentos, experiências, foi acompanhando o crescimento da Faculdade de Medicina, das unidades hospitalares, das unidades de atenção primária. Foi-se criando uma rede nacional de policlínicos e a esta se ligaram os especialistas. Melhorou, assim, a qualidade dos recursos humanos envolvidos e ampliou-se o quantitativo, permitindo uma cobertura. (Ares apud Ministério da Saúde, 1999a, p.37)

Conforme o contexto histórico, após a Revolução Cubana, o país sofreu um grande momento de crise, próprio da transição de modo de governo. Houve movimentos de migração em todos os segmentos sociais, inclusive de médicos. Isso motivou o "reordenamento" das ações e a construção de uma identidade própria para a medicina cubana, em que a medicina familiar tem destaque. Ela chegou a inspirar modelos brasileiros, como é o caso de Niterói, em 1994, e de Santa Fé do Sul, em 1997.

A medicina familiar em Cuba existe como uma especialidade, já que efetua uma absoluta integralidade entre a prática, os serviços e a docência. Prática, serviços e docência estão absolutamente juntos, estreitamente vinculados, no modelo de medicina familiar. A integração da atenção preventiva e curativa é preservar a saúde e atender às necessidades de acompanhamento das doenças. O programa de educação permanente existe, não somente para a residência, mas para o médico de família que, após se tornar especialista, é submetido a um programa de educação permanente em que participa o próprio professor do grupo com o qual trabalha.

O modelo de medicina familiar constitui a porta de entrada do sistema nacional de saúde cubano e tal fato facilita a solução de 95% dos

86 LÍRIA MARIA BETTIOL

problemas de saúde que apresentam as pessoas que vão ao consultório. Facilita uma cobertura como modelo, de 97% da população cubana, em que 11,4 milhões de habitantes desfrutam desse modelo e para isto existem 29.580 equipes, ou seja, médicos e enfermeiros de família trabalhando e facilitando o seu desenvolvimento. (Ares apud Ministério da Saúde, 1999a, p.37-8)

A preocupação com a formação profissional é grande destaque em Cuba. A capacitação permanente a que os médicos são obrigatoriamente submetidos revela a necessidade de um profissional altamente qualificado e preparado para enfrentar as novas demandas da saúde.

Apesar de, no Brasil, o PSF possuir treinamentos obrigatórios para a equipe, padronizados para todo o território nacional, a questão da capacitação dos médicos não é obrigatória. Os polos de capacitação oferecem cursos e os profissionais podem se inscrever neles ou não.

Duas questões merecem destaque: a primeira é a heterogeneidade da cultura brasileira, devido à sua extensão territorial. A questão da saúde da família deveria assim ser abordada de acordo com as demandas regionais, segundo a cultura local e os padrões de saúde em determinada região. A segunda diz respeito à ideia de formação profissional para o trabalho no PSF. Não deve ser obrigatoriedade e sim uma opção, pelo fato de a maioria das universidades de Medicina e Enfermagem não contemplarem, em seus currículos, a saúde da família. Trata-se de profissionais, muitas vezes, bem-intencionados, porém, mal preparados para atender ao grupo "família" e para o trabalho interdisciplinar e popular.

O CFM, através da CINAEM, órgão que procura avaliar a qualidade do ensino médico no Brasil, está discutindo o modelo pedagógico vigente nas escolas de medicina e propondo mudanças no sentido de adequar esse modelo à nova realidade do SUS, ao médico generalista e aos programas de Saúde da Família, estimulando-o nas Escolas de Medicina. O problema de saúde representa, na concepção do Conselho,

SAÚDE E PARTICIPAÇÃO POPULAR EM QUESTÃO   **87**

uma forma de 'interiorização' da Medicina, no sentido de tirá-la do gabinete do médico, do hospital, do hospital universitário e levá-la ao bairro, à comunidade, à casa, à pessoa física do cidadão, nem doente, mas do cidadão. Essa 'interiorização' é auspiciosa e muito interessante, mas tão importante quanto ela é a interiorização efetiva da medicina no Brasil, sem a qual também não vai se realizar esse projeto, em toda a sua abrangência: é preciso levar tecnologia e profissionais de saúde para o interior, para os municípios desse país, tirá-los dos grandes centros como Rio e São Paulo que hoje concentram quase 60% da população médica. O CFM vê como uma simpatia a realização dessa proposta, louva o modelo trazido e a experiência riquíssima trazida por dois países plenamente vitoriosos na concepção desse objetivos. Com relação à utopia citada pelo Professor Filiberto, recordo os versos de um poeta popular chamado Martinho da Vila: 'Sonhar sozinho é apenas um sonho, mas sonhar em conjunto é uma realidade'. (Cesar apud Ministério da Saúde, 1999a, p.41)

Assim como as realidades internas de um país devem ser consideradas, também os aspectos de sua política internacional são relevantes. Posteriormente à queda do Muro de Berlim em 1989, Cuba enfrenta crises pelo embargo norte-americano e pela ruptura com seu principal parceiro comercial, a ex-URSS. Nova questão merece destaque: será que Cuba teria o mesmo patamar de saúde, se a remuneração dos profissionais fosse como a dos países capitalistas? É uma questão profissional com base ideológica: o regime socialista.

Segundo Finamour, Cuba é possuidora

de um dos mais completos e eficientes parques da indústria científica e centros avançados de saúde – o indispensável e eficiente "médico da família", aquele que preserva, aconselha, orienta, inteiramente devotado à *Medicina Preventiva*. Os cuidados essenciais de saúde são ministrados ao indivíduo antes que a doença se instale e se desenvolva. A existência desses novos médicos, próximos a cada cidadão cubano, evita que as fases seguintes de uma simples enfermidade inicial sejam expandidas, suprimindo sofrimentos e desenlaces fatais. (Finamour, s/d, p.2)

88 LÍRIA MARIA BETTIOL

A contribuição cubana na adoção brasileira da medicina familiar teve início em Niterói-RJ, em 1992,

com repercussões na política nacional, inserindo o município entre os pioneiros na formação de propostas para Atenção Primária de Saúde – contemplados em Alma-Ata/1978, encontrando eco no movimento de Reforma Sanitária e possibilitando o desenvolvimento de mudanças coerentes com a implantação do emergente Sistema Único de Saúde. (Teixeira, Monteiro & Miranda, 1999, p.147)

A importância de Cuba, não só para o Brasil, mas para muitos países, é a disposição dos serviços e tecnologias desenvolvidas na Ilha. Assim, no ano de 1992, o Brasil assinou um convênio com o governo de Cuba, para tratamento gratuito às vítimas do Césio 137, em Goiânia.

No entanto, passados onze anos do referido acidente, o jornal *O Estado de S. Paulo* publica, no dia 4 de maio de 2003, duas páginas sobre Cuba, incluindo artigo intitulado "O mito da boa saúde pública". Este começa com a seguinte consideração: "Imagem positiva se mantém proibindo-se estrangeiros de entrar em hospitais cubanos" (Sant'Anna, 2003, p.A21). Essa análise possui uma perspectiva focal e unilateral, tendo em vista que não mede as dificuldades socioeconômicas causadas pelo embargo norte-americano à Ilha. Tampouco se refere aos obstáculos provenientes da queda da ex-URSS, principal parceira do regime cubano.

A mídia internacional, a serviço das nações ricas e capitalistas, contribui para colocar em descrédito o Sistema de Saúde Cubano. Não enfatiza os aspectos positivos e os avanços realizados ao longo das últimas décadas, independentemente das dificuldades externas.

Colômbia

A apresentação da realidade colombiana no I Seminário de Experiências Internacionais em Saúde da Família foi exposta por Rodrigo

SAÚDE E PARTICIPAÇÃO POPULAR EM QUESTÃO   **89**

Barceló, professor da Universidad del Norte, instituição privada de ensino. Seus relatos se referem ao município de Barranquilla e a seu sistema de saúde.

Segundo o expositor, a Colômbia iniciou em 1993 uma descentralização das ações de saúde: administrativa, técnica e financeira. Nesse processo o

> DISTRASALUD – assumiu a coordenação e a elaboração da política local de saúde, responsabilizando-se por tudo que diz respeito aos SILOS, no âmbito da atenção primária. Os assuntos de atenção secundária e terciária ficaram com outros departamentos. (Barceló apud Ministério da Saúde, 1999a, p.51)

Nota-se que o enfoque à atenção primária é parte de um sistema de saúde. Os demais níveis de atenção não ficam descobertos, obtendo-se uma integração que garante ao indivíduo serviços de saúde em qualquer situação. Há o trabalho de atenção primária. Porém, quando há necessidade, os demais níveis também existem e são organizados em "departamentos" para atendê-lo.

O modelo se dá no contexto da Lei 100, de 1993, através da qual se reorganiza o sistema de seguridade social da Colômbia. Na área de saúde, o modelo é desenvolvido no contexto fundamentalmente neoliberal, com política de ajustes que implica no plano fiscal, o que tem grandes repercussões no nível da população, sobretudo da mais pobre. É um dos desafios que se colocam assim como as incertezas dos atores frente ao processo de mudança. Espera-se que o processo de fortalecimento dos atores, de capacitação permanente e de divulgação do que se faz permita a manutenção das pessoas. Há um problema grande no novo sistema de seguridade social na Colômbia: quem distribui o financiamento ou parte dele é o Fundo de Solidariedade e Garantia, que recebe todos os aportes, que teoricamente deveria receber os aportes dos usuários, especificamente aqueles que têm a capacidade de compra, está incluído em algum regime de caráter contributivo. O financiamento de grandes atividades de educação, promoção, prevenção coletivas depende do estado. No entanto, as instituições prestadoras de serviços, quando recebem recursos pela área específica do Plano Obrigatório de saúde, não querem realizar as atividades de caráter preventivo promocional. Isto está quebrando a integralidade que esse modelo está buscando. (Barceló apud Ministério da Saúde, 1999a, p.52-3)

Essa crise, pela qual a Colômbia passa, de enfrentamento às posições da saúde suplementar, é também sentida pelo Brasil, assim como pelos demais países latinos. Trata-se de uma tendência vinculada às orientações neoliberais para as políticas sociais nesses países.

As discussões sobre as propostas de cunho neoliberal são feitas por vários setores da sociedade, portanto, com foco nas políticas sociais. Concordamos com a autora Ivete Simionatto, quando menciona três grandes características para a reorientação das políticas sociais: focalização, descentralização e privatização.

O relatório do Banco Mundial (1993) indica três eixos centrais para as políticas de saúde:

1. Melhoria da saúde das famílias, com políticas de ajustamento em relação às despesas, custeio, expansão da instrução formal e fortalecimento do papel político e econômico da mulher;

2. Reorientação dos gastos com redução da atenção primária de alto custo e sua ampliação através de programas preventivos voltados ao combate de doenças infecciosas e de risco e, ainda, a melhoria na gestão dos serviços públicos;

3. Estímulo à participação da iniciativa privada na oferta de serviços clínicos excluídos das funções básicas do Estado.

Percebe-se que há correlação de forças, dentro dos países, no enfrentamento dos desafios da saúde pública, presentes no dilema qualidade de vida x a saúde privada, cujo objetivo principal é o lucro. Torna-se necessário identificar diferentes interesses e sua capacidade de articular forças para a construção de um novo modelo de saúde.

Com referência à experiência colombiana, importa a compreensão de que se trata de um processo de efetivação da participação popular e da cidadania. Quando Barceló retrata o trabalho desenvolvido em equipe, vislumbra-se o fortalecimento de uma contraproposta ao modelo neoliberal.

> Outro componente fundamental do sistema é a atenção através das equipes de saúde. Estas equipes, fundamentalmente, fazem visitas domiciliares durante as quais buscam soluções conjuntas aos problemas que aparecem, os quais resolvem de acordo com suas possibilidades, dentro da mesma família. Se chegam a um diagnóstico preliminar, discutem em qualquer outro espaço com o resto da equipe de saúde e tomam decisões com respeito ao manejo da família e de seus membros. De acordo com o caso, é feita a referência para o primeiro, segundo ou terceiro nível de atenção. (Barceló apud Ministério da Saúde, 1999a, p.52)

Na experiência colombiana, é relevante o entrosamento da equipe, na busca de ações eficazes que atendam às reais necessidades da família. O que merece destaque é a atuação desse trabalho, em que o intercâmbio de saberes dos diferentes profissionais é privilegiado nas reuniões de equipe e na decisão final, com respeito aos encaminhamentos que deverão ser tomados. É a partilha do poder e da responsabilidade entre os membros. A horizontalização das profissões pretendida pelo PSF brasileiro tem, na experiência colombiana, uma perspectiva de trabalho interdisciplinar que merece ser pesquisada.

A Estância Turística de Santa Fé do Sul – SP[13]

Os dados a seguir indicados foram retirados do *site* oficial do município:

---

13 Os dados a seguir, bem como os mapas e tabelas, foram retirados da fonte eletrônica http://www.melfinet.com.br/santafedosul/infra.htm, em 14.10.2003 às 10h07min.

LÍRIA MARIA BETTIOL

Escolas:
- 10 Escolas Municipais
- 7 Escolas Estaduais
- 4 Escolas Particulares
- Fundação Municipal de Educação e Cultura (Funec)
- Faculdades Integradas de Santa Fé do Sul (Fisa) – Ensino Superior e Pós-Graduação

Saneamento Básico:
- Esgoto Sanitário 100%
- Água tratada 100%
- Energia elétrica 100%

Assistência Médica:
- 1 Hospital e 1 Pronto-Socorro

A organização do sistema de saúde local[14]

A pesquisa do Núcleo se realizou por meio de entrevista, no dia 19 de junho de 2002, na Secretaria Municipal da Saúde, com o Secretário Municipal, Ortogamis Bento, com a enfermeira-chefe, Silvana Moro, e com a coordenadora de Vigilância Sanitária e Epidemiológica, Gisele Carneiro. Também foram utilizados como instrumento de pesquisa os *sites* na Internet www.seade.gov.br e www.santafedosul.sp.gov.br/dow, além de recortes de jornais do município, *O Jornal de Santa Fé do Sul e Jornal Regional,* e a Lei 8.080 de

---

14 O texto e as informações a seguir foram produzidos pelo Núcleo de Extensão e Pesquisa em Serviço Social (Nepss) da Funec, composto pela assistente social/supervisora Valéria Albuquerque (na ocasião) e quatro estagiárias, sendo a discente Luzia Marleine da Silva responsável pela área da saúde, e coordenado pela autora, em que se realizou uma pesquisa na Secretaria Municipal de Saúde. O objetivo dessa pesquisa foi fazer um diagnóstico da saúde da cidade e com os dados obtidos elaborar projetos sociais para intervir nas questões que mais apresentaram deficiência de atendimento e assistência no campo da saúde.

19 de setembro de 1990, que regulamenta a saúde em todo território nacional. Pesquisando a Constituição de 1988, podemos verificar que ela assegura um processo democrático, reconhecendo ao cidadão seus direitos fundamentais. Com a Constituição, o processo de descentralização permite que a União ou o Estado repassem recursos financeiros diretamente aos órgãos municipais para implementar políticas públicas. No entanto, o país está assistindo o repasse de projetos e programas com tendência cada vez mais assistencialista, em que o município é o mero executor de ações, com escassa participação da população local.

O sistema descentralizado garante à sociedade civil a participação social, que se revela no Sistema Único de Saúde (SUS). No SUS, ocorre a descentralização do processo decisório para as esferas estadual e municipal, com reflexos na participação do poder local. Essa participação social se dá através dos Conselhos Municipais (nas áreas de educação, saúde, assistência social e outras).

Em termos gerais, espera-se, nos Conselhos, que os conselheiros tenham a capacidade técnica para formular, intervir e avaliar os programas de assistência em áreas específicas, como, por exemplo, na saúde. Deles também se espera a mobilização da sociedade civil para essa nova prestação de assistência.

O Conselho é um espaço democrático e deliberativo: 50% é indicado pelo prefeito, representando o poder executivo, e 50% formado pela sociedade civil, representando a população. Assim no Conselho é defendido o interesse de ambas as partes.[15]

---

15 O Conselho Municipal da Saúde de Santa Fé do Sul tem em sua composição como presidente: Ortogamis Bento, secretária: Regina Célia Nascimento Monteiro, membros: Edimeia Ribeiro A. Vieira, Edson Eidi Watanabe, Edson Carlos de Souza, Alípio Antunes Filho, Marina Tomioka, César Caetano de Resende, Dirceu Garbin, Moacir de Oliveira, Ailton da C. Furlan, Antero Fiamenghi, Eliézer C. Almeida, Nilva A. D. Zanetoni, Marilisa D. Lopes, Nelson Francisco Bermae Salvador e Andreia B. Casella. As reuniões são realizadas uma vez por mês na própria Secretaria Municipal da Saúde. Os membros do Conselho recebem comunicado de convocação para a reunião, e a população pode participar dessas reuniões se informando na Secretaria Municipal da Saúde.

94   LÍRIA MARIA BETTIOL

O órgão Gestor da Saúde de Santa Fé do Sul é a Secretaria Municipal de Saúde, que atende à população do município. A Secretaria conta com oito Unidades de Saúde, sendo sete Programas de Saúde da Família e um Centro de Referência (C.S.II). O objetivo da implantação dos PSFs:

> é a 'cobertura 100% de saúde para 100% da população', realizando trabalhos de prevenção de doenças em adultos e crianças, melhor atendimento às gestantes, melhor qualidade de vida aos idosos, melhor índice de vacinação, diagnóstico, tratamento e acompanhamento aos hipertensos e diabéticos; e redução das filas no Centro de Saúde. (Projeto Municipal de Implantação do Programa Médico de Família)

Os PSF priorizam o atendimento básico, ou seja, a primeira triagem para identificar o problema de saúde, prescrever o primeiro socorro e realizar os devidos encaminhamentos, nos casos de necessidade de atendimento por especialista.

O Dispensatório Básico (Farmácia) fornece remédios aos pacientes do SUS, Santa Casa e dos PSFs, contra apresentação de receita médica. Os medicamentos fornecidos são adquiridos pelo programa "Dose Certa" firmado com a Secretaria Estadual da Saúde. Esse programa repassa à Secretaria Municipal, a cada três meses, os medicamentos que são itens básicos de pediatria, ginecologia e clínica geral. Dentro desse programa, a Secretaria Municipal possui um teto, pelo qual são encaminhados os pedidos dos remédios mais consumidos.

Além do Programa Dose Certa, a Saúde Municipal conta com o apoio do Ministério da Saúde, que distribui cinco *kits* de medicação para o Programa Saúde da Família. Cada *kit* possui 33 itens, que são distribuídos na farmácia do Centro de Referência. Na falta do remédio pedido pelo paciente, este se dirige ao AE (Ambulatório de Especialidade), sob a responsabilidade da Secretaria Estadual da Saúde.

A Vigilância Sanitária e Epidemiológica realiza visitas a residências e estabelecimentos comerciais, denunciando casos de risco à saúde da população. Desenvolve também campanhas de conscien-

Quadro 1 – Caracterização das Unidades Programas Saúde da Família

EQUIPE TÉCNICA DE ATENDIMENTO	NÚMERO DE PROFISSIONAIS						
	Unidade de Saúde da Família Vila Mariana PSF 1	Unidade de Saúde da Família Conjunto Habitacional 13 de Maio PSF 2	Unidade de Saúde da Família Rua 19 PSF 3	Unidade de Saúde da Família Conjunto Habitacional Orestes Borges PSF 4	Unidade de Saúde da Família Bela Vista PSF 5	Unidade de Saúde da Família Centro II PSF 6	Unidade de Saúde da Família Centro I PSF 7
Médico Clínico Geral*	01	01	01	01	01	01	01
Enfermeira	01	01	01	01	01	01	01
Agentes Comunitários de Saúde	05	05	06	07	08	06	06
Auxiliar de Serviços Diversos	01	01	01	01	01	01	01
Auxiliar de Enfermagem	01	02	01	01	01	01	01
Atendente	01	01	01	01	01	01	01
Cirurgião Dentista	–	–	–	–	01	–	–

* O médico do PSF 1 é especialista em Ortopedia e Traumatologia e o médico de PSF 2, em Neurologia. Ambos atuam nos PSF como clínicos gerais.

Quadro 2 – Caracterização das Unidades Programas Saúde da Família

UNIDADE SAÚDE DA FAMÍLIA	ÁREAS DE ABRANGÊNCIA	NÚMERO DE FAMÍLIAS ATENDIDAS[16]
PSF 1	Eldorado; Vila Mariana; Vila Tênis Clube; Vila Três Campos; Vila Campo de Aviação; Centro Sul e parte da Zona Rural	832 famílias
PSF 2	São Francisco; Vila Moreira; Vila Ruth; Vila Doralice; Vila Serraria; Vila Elias; Vila Maria; Conj. Habitacional Treze de Maio	937 famílias
PSF 3	Coronel Araújo; Jardim Morumbi; Jardim Primavera; parte do Centro	1.139 famílias
PSF 4	Beira Rio; parte do Centro; Orestes Borges	1.071 famílias
PSF 5	Bartolo Rossafa; Jardim Mangará; Jardim Paulista; Flora Araújo; Jardim Prata; parte do Centro; Vila Pacheco; Vila Alto Alegre; Parque Ana Lúcia; Parque Clóvis Oger; Distrito Industrial I e II; Bela Vista e parte da Zona Rural	1.222 famílias
PSF 6 – CII	parte do Centro; Vila Santa Cruz; Jardim Alvorada; Vila Guilherme; Parque Nova Era; Cecap; Estrada dos Coqueiros; Estrada Ex-Incra; Parque Cidade Lazer; Vila São José	1.194 famílias
PSF 7 – CI	parte do Centro	1.131 famílias
PSF 8 – CIII	parte do Centro, Comunidades Rurais (parte da zona rural)	1.189 famílias

16 Os dados foram retirados do *Jornal Regional*, 29 de novembro de 2000, p.3.

Quadro 3 – Centro de Referência

	SERVIÇOS PRESTADOS
Clínica Básica	Ginecologia, Obstetrícia, Pediatria, Clínico Geral
Especialidades Médicas	Ortopedia, Neurologia, Oftalmologia, Psiquiatria, Otorrinolaringologia, Dermatologia, Cardiologia, Gastroenterologia, Proctologia, Cirurgia Geral (pequenas cirurgias)
Serviços de Apoio	Farmacologia, Psicologia, Fonoaudiologia, Enfermagem, Serviço Social, Nutrição, Profissionais de nível médio (auxiliares de enfermagem, atendente, visitador sanitário, técnico de enfermagem, agente comunitário de saúde, atendente de consultório dentário, vigia, auxiliar de serviço)
Serviços Odontológicos	Odontologia
Equipe Municipal ao combate do *Aedes Aegypti*	Campanhas de conscientização contra criadoros de dengue, dedetização em supostos criadouros do *Aedes Aegypti*
Programa de Saúde Mental	Psiquiatria, Serviço Social, Psicologia
Dispensatório Básico (Farmácia)	Farmácia, atendente
Vigilância Sanitária (Visa) e Vigilância Epidemiológica (VE)	Visitas em estabelecimentos comerciais para fiscalização das condições de higiene; controle e acompanhamento de pacientes epidemiológicos
Vacinação	Enfermagem

tização contra criadouros de *Aedes Aegypti* (transmissor da dengue), moscas, mosquitos, ratos e baratas. Efetua o controle de animais nas ruas, como gatos e cachorros (transmissores da raiva animal).

Há fiscalização municipal do recolhimento de lixo hospitalar (em farmácias, PSFs, hospitais) e controle ambiental (por exemplo, mau cheiro transmitido pela Lagoa de Tratamento de Esgoto).

98 LÍRIA MARIA BETTIOL

Reportagem publicada em *O Jornal* constatava irregularidades no recolhimento do lixo hospitalar, que estava sendo depositado em vala comum junto com o lixo doméstico, o que configura crime ambiental. A destinação do lixo hospitalar exige medidas de proteção ambiental, como a construção de depósitos subterrâneos de concreto com vedação impermeável. Na verificação dos fatos, o lixo hospitalar ainda é depositado em vala comum, embora separado do lixo doméstico.[17]

A Vigilância Epidemiológica está desenvolvendo um trabalho de erradicação da hanseníase até o ano de 2010. Os pacientes com doenças epidemiológicas contam com o acompanhamento dessa Vigilância na sua própria residência.

Quadro 4 – Indicador de morbidade

Principais Doenças Notificadas no ano de 2000	Número de Casos
Aids	6 casos
Dengue	29 casos
Hanseníase	4 casos
Hepatite	7 casos
Rubéola	1 caso
Sarampo	2 casos
Tuberculose Pulmonar	13 casos
Meningite	8 casos
Raiva	56 casos
Acidentes com animais peçonhentos	6 casos
Sífilis Congênita	1 caso
Event. Adversas pós-vacinas	3 casos
Leishmaniose Visceral	1 caso

Fonte: Secretaria Municipal da Saúde de Santa Fé do Sul.

---

17 Em 13 de novembro de 2002, o Secretário Municipal informou ao Nepss que "já há vala própria".

SAÚDE E PARTICIPAÇÃO POPULAR EM QUESTÃO

Quadro 5 – Campanhas de prevenção

Doenças	Número de Campanhas Realizadas ao Ano
Antipólio	2 vezes ao ano
Raiva Canina	1 vez ao ano
Acuidade Visual	1 vez ao ano
Retinopatia Diabética	1 vez ao ano
Hipertensão e Diabetes	1 vez ao ano
Dengue	2 vezes ao ano
Tuberculose	1 vez ao ano
Hanseníase	1 vez ao ano
Prevenção de C.A. de Útero e Mama	2 vezes ao ano
Saúde Bucal	2 vezes ao ano
DST/Aids	2 vezes ao ano
Semana da Enfermagem	1 vez ao ano
Semana da Saúde Mental	1 vez ao ano
Doação Voluntária de Sangue	Quinzenal
Jopas (Jornada dos Profissionais da Área da Saúde)	1 vez ao ano

Fonte: Secretaria Municipal da Saúde de Santa Fé do Sul.

A campanha de prevenção à catarata é realizada de acordo com a programação da Secretaria Estadual da Saúde. Em 2002, ela foi realizada entre os dias 7 e 14 do mês de julho. O público-alvo foram pessoas acima de 50 anos, recebendo cerca de 800 pessoas da cidade de Santa Fé do Sul e Região atendidas pelo Cimsa (Consórcio Intermunicipal de Saúde da Alta Araraquarense). A campanha foi antecedida de teste de acuidade visual nos PSFs para realização de uma triagem. Após o teste, 100 pessoas apresentaram grau de catarata e foram submetidas à cirurgia até o final do ano (informação baseada em *O Jornal*, 20.07.02).

100 LÍRIA MARIA BETTIOL

Quadro 6 – Setor de subfrota

ESPÉCIE	UTILIZAÇÃO
1 Veículo Kombi	Serviços Administrativos
1 Veículo Kombi	Programa Agente Comunitário de Saúde
1 Veículo Kombi	Transporte de pacientes para hemodiálise
1 F350	Ambulância (com duas macas)
1 Caravan	Ambulância (Pronto-Socorro)
2 Ipanemas	Ambulâncias
1 Ônibus	Locomoção de pacientes referenciados para São José do Rio Preto/Barretos
1 Currier	Equipe de Combate a Vetores
1 Veículo Gol	Visa (Vigilância Sanitária e Epidemiológica)
1 Veículo Gol	Serviços Diversos

O ônibus é utilizado para locomoção de pacientes que necessitam de encaminhamentos, como nos casos de endocrinologia, pneumonologia, vascular e outras, para o Hospital de Base de São José do Rio Preto – SP e para outras localidades, como o Hospital do Câncer em Barretos – SP. Os pacientes com casos mais graves utilizam os serviços da ambulância, com acompanhante da família.

Projetos e programas em andamento

O Programa de Nutrição e Carência Alimentar é desenvolvido com distribuição de leite de soja, óleo de soja e leite em pó. Um agente comunitário fiscaliza o uso do leite, para verificar se o leite é usado para a alimentação dos beneficiados ou dos animais.

Questionado sobre programas com adolescentes, o secretário municipal informou ao Núcleo, em entrevista realizada no dia 19 de junho de 2002, que

SAÚDE E PARTICIPAÇÃO POPULAR EM QUESTÃO **101**

Não existe programa de prevenção no município, o acompanhamento é feito pelo Estado (através do AE). O que existe é apenas a distribuição de preservativos (camisinha) e pílula anticoncepcional. Os jovens se mostram desinformados e não possuem diálogos com os pais sobre o assunto sexualidade, o que resulta muitas vezes em gravidez precoce. (sic)

Destacou, também, que "o problema de jovens envolvidos com drogas e bebidas alcoólicas decorre da má-formação educacional e da falta de estrutura familiar, o que facilita o acesso a esses jovens às drogas lícitas e ilícitas". (sic)

Quanto aos idosos, desenvolve-se um trabalho no Posto de Saúde da Família 7, com atividades de lazer e prevenção de diabetes e hipertensão.

O Projeto "Nascer Feliz" desenvolve trabalho de preparação para a maternidade; garante o pré-natal, vacinação conforme orientação do Ministério da Saúde. O projeto inclui visita na maternidade à mãe e ao recém-nascido. As gestantes recebem orientações quanto aos cuidados com o recém-nascido; estímulo ao aleitamento materno; agendamento de consultas; vacinação do recém-nascido com a BCG e a 1ª dose da vacina contra Hepatite B; acompanhamento das crianças até dois anos de vida (cadastradas no programa), etc. O projeto é desenvolvido pela assistente social que presta serviços à Secretaria Municipal da Saúde e por três estagiárias do Curso de Serviço Social da Funec.

Esse projeto foi criado com o intuito de diminuir a taxa de mortalidade infantil no município, considerada alta, com índice de 17% em 1998. (sic)

Ao ser questionado sobre a taxa de mortalidade infantil, Ortogamis Bento, secretário municipal de saúde, destacou como causa

a falta de um hospital com maior qualidade e com enfermeiro obstetra. E na Santa Casa existe escala de médicos para o atendimento. A gestante é, no pré-natal, acompanhada por um médico e, no parto, acompanhada por outro. O ideal seria um único profissional

102 LÍRIA MARIA BETTIOL

Ainda,

uma importante agenda internacional foi cancelada devido aos ataques terroristas contra os EUA no início de setembro: a Sessão Especial sobre a Criança da Assembleia Geral das Nações Unidas, na qual seriam discutidos dados estarrecedores: onze milhões de crianças morrem por ano em todos os continentes. São trinta mil por dia. Cinco World Trade Centers! No Brasil, segundo o Ministério da Saúde, 108 mil crianças morrem anualmente antes de completar o primeiro ano de vida. São 18 World Trade Centers repletos de bebês por ano e um e meio a cada mês. E não existe, em nenhum lugar, nenhum exército sendo formado, nenhum contingente se deslocando, nenhuma opinião pública mobilizada, ainda que dividida, pela erradicação de todos os males que vitimam esta população. (Adaptado de *Folha de S. Paulo*, 30.09.01). As condições sanitárias (redes de esgoto e de água, tratamento da água, precariedade no serviço de saúde pública, falta de acesso a uma alimentação adequada, baixo índice de escolaridade, baixos salários/rendimentos/pobreza/má-distribuição de renda/subnutrição) são características socioeconômicas que explicam os altos índices de mortalidade infantil no Brasil.

O Brasil gasta pouco com a saúde, se comparado aos setores internacionais. De acordo com os dados sobre as taxas de mortalidade infantil em Santa Fé do Sul, da Fundação Seade (Fundação Sistema Estadual de Análise de Dados), obtidos no *site* www.seade. gov.br, a mortalidade infantil teve uma queda favorável no ano de 2000, porém elevou-se em 2001 (Quadro 7).

Em relação ao fornecimento de água e tratamento do esgoto, os serviços são prestados pelo Saae – Serviço Autônomo de Água e Esgoto de Santa Fé do Sul, pelo sistema manancial (represa). O sistema tem cobertura de 100% na distribuição, com controle de qualidade semanal, dosagem correta de cloro e flúor, com programas de limpeza e desinfecção dos reservatórios e proteção manancial.

O esgoto, com 100% de cobertura em residências, assegura a não poluição do ar ou do ambiente, adotando-se um tratamento intensivo.

SAÚDE E PARTICIPAÇÃO POPULAR EM QUESTÃO **103**

Quadro 7 – Registro de mortalidade infantil

ANO	COEFICIENTE
1991	33,82
1992	43,98
1993	18,91
1994	46,95
1995	31,60
1996	12,38
1997	20,57
1998	17,74
1999	26,39
2000	5,31
2001	21,92

Fonte: Fundação Seade. [18]

Apesar de ampla distribuição de água, há casos sociais que merecem registro. Assim, em 12 de outubro de 2002, *O Jornal* publicou reportagem referente ao corte de fornecimento de água a uma família carente que vive na Vila União de Santa Fé do Sul. A família estava há três meses com a água cortada por falta de pagamento. A dívida chegava a R$ 312,00 (trezentos e doze reais) e a família não tinha condições de pagá-la. A Secretaria de Ação Social alegou que não podia ajudar a família, obrigando-a a recorrer aos vizinhos para conseguir água para beber e fazer comida.

---

18 Para esclarecimento de dúvidas em relação à queda da taxa de mortalidade infantil em 2000 realizamos, por ligação telefônica, contato com a Fundação Seade. Uma funcionária explicou que o cálculo é feito por 1.000 nascidos vivos, que mantêm uma coerência nos resultados, justificando essa variação grande de um ano para outro, quando ocorrem menos de 600 óbitos no ano.

104　LÍRIA MARÍA BETTIOL

Nesse caso, colocou-se em risco a saúde da família, já que na casa vivem um casal e quatro menores, de 5, 4, 1 ano e um bebê de menos de um mês. A água é recurso natural para atender à necessidade básica de um ser humano, para que possa se manter saudável e sobreviver.

Um outro fato semelhante de corte de água por falta de pagamento, também publicado em *O Jornal*, em 26 de outubro de 2002, refere-se a um jovem que teve o fornecimento de água cortado por não saldar as dívidas antigas deixadas pelos ex-proprietários. Apesar de ter feito um acordo com o Saae para pagamento das dívidas, teve os serviços interrompidos. O jovem recorreu à Justiça, sendo-lhe concedida liminar que obrigou o Saae a continuar fornecendo água à sua residência. A família que estava com corte de água há três meses também teve seu religamento, graças à ação da Justiça.

No Quadro 8, estão relacionados os Programas implementados pela Secretaria Municipal de Saúde de Santa Fé do Sul – SP.

Saúde 100%

Pela criação dos PSFs, a Saúde Municipal de Santa Fé do Sul, vinculada ao SUS, tem como objetivo a "cobertura 100% de Saúde para 100% da população". A Lei nº 8.080, de 19 de setembro de 1990, atribui ao SUS, no art. 5º, a identificação e divulgação dos fatores condicionantes e determinantes da saúde, a formulação de política de saúde destinada a promover, nos campos econômico e social, o disposto no § 1º do artigo 2º desta Lei. Ou seja, a assistência às pessoas por intermédio de ações de promoção, proteção e recuperação da saúde, com a realização integrada das ações assistenciais e das atividades preventivas. O artigo 6º ainda inclui no campo de atuação do SUS: a execução de ações de vigilância sanitária, de vigilância epidemiológica, a saúde do trabalhador, entre outras tarefas.

Um dos objetivos do Projeto da "Saúde 100%" é acabar com as filas no Posto de Saúde, usando Unidades de Programa Saúde da Família (PSF). A reportagem intitulada "Continua o problema das

Quadro 8 – Programas implementados pela SMS de Santa Fé do Sul – SP

PROGRAMAS	OBJETIVO	POPULAÇÃO ATENDIDA	REALIZAÇÃO	CONVÊNIOS
Projeto "Amigos do Aleitamento Materno"	Incentivar o aleitamento natural para diminuir o número de crianças desnutridas; baixar o índice de mortalidade; e contribuir na melhoria da qualidade de vida.	De 10 a 15 pacientes que estejam amamentando	Secretaria Municipal da Saúde	SUS
Nascer Feliz "Preparação para Maternidade"	Atendimento pré-natal; orientação quanto aos cuidados do bebê; incentivo ao aleitamento materno; acompanhamento do recém-nascido (vacinação, segurança nutricional, consultas)	De 20 a 25 gestantes	Secretaria Municipal da Saúde	SUS
Diabetes	–	–	Secretaria Municipal da Saúde com apoio do Estado	–
Hipertensão	–	–	Secretaria Municipal da Saúde com apoio do Estado	–
Climatério	–	–	Secretaria Municipal da Saúde	–
Alcoolismo – medidas terapêuticas	Desenvolvimento educativo e prevenção dentro da área de alcoolismo	Instituições filantrópicas, de ensino e empresas	Secretaria Municipal da Saúde e Associação Antialcoólica	–
Sistema de Vigilância Sanitária Nutricional da Criança e da Gestante (Sisvan)	–	–	Secretaria Municipal da Saúde com apoio do Estado	–
Prevenção e Controle de Câncer	Trabalho de apoio, visita e acompanhamento dos pacientes portadores de câncer.	Número variável (portadores de câncer)	Secretaria Municipal da Saúde com apoio do Estado	SUS
Acomp. de todas as doenças de Notificação Compulsória	Controlar e evitar epidemias de doenças epidemiológicas notificadas	Número variável (pacientes epidemiológicos)	Secretaria Municipal da Saúde	SUS

filas na Saúde em Santa Fé" (*O Jornal*, 15.06.02) mostra a ineficiência do atendimento, com o constrangimento de alguns pacientes que têm de chegar às 2h30min ao PSF para conseguir uma guia para atendimento médico. Às 6h30min, por exemplo, já não se encontram mais guias. Ainda na mesma reportagem, o secretário municipal de saúde foi procurado e informou que

> hoje, essas pessoas não precisam mais chegar às quatro horas, pois a qualquer hora, qualquer um consegue guia e que a unidade tem fila porque atende uma região grande, de pessoas que são, na maioria, de classe média baixa, necessitando mais dos serviços do SUS – Sistema Único de Saúde.

Pergunta ao secretário: por que não aumentar as vagas de atendimento, se o número atual de vagas não atende à demanda da população? O compromisso do "saúde 100%" deve ser atender a essa necessidade, criando mais vagas para tantos pacientes e assegurar a saúde aos munícipes que dependem desse atendimento de saúde. Em outras palavras, deve ser aumentado o quadro de profissionais da saúde para suprir os serviços da saúde.

Outro fato preocupante é a demora para atendimento em caso de encaminhamento. Nos PSFs, os pacientes que necessitam do atendimento de um especialista são encaminhados, porém as consultas demoram semanas para acontecer. Um funcionário do Centro de Referência justificou a demora dizendo haver muita procura e pouco médico. Isso não ocorreria em todos os casos. Depende da especialidade consultada. No caso do oftalmologista, por exemplo, o encaminhamento da consulta seria bem mais rápido do que outros.

Em casos de exames de ultrassom e raio X, que também demoram a ser realizados, os motivos são os mesmos das consultas médicas. A procura é grande. O Centro de Referência possui um certo número de vagas para os exames que são divididos entre os diferentes PSFs. As vagas são limitadas, levando à demora da realização dos exames. Infelizmente, essa demora também ocorre pela falta de equipamentos, insuficientes para atender à demanda. O exame de raio X demora em média de um a dois meses.

E o "saúde 100%" não atende à demanda? Nesse caso, não é 100%.

O que dizer do recolhimento do lixo hospitalar? Um dos deveres da saúde é garantir, também, o controle da saúde ambiental. O município não disporia de recursos para a construção apropriada da vala para aterrar o lixo?

Infelizmente, os programas e projetos de saúde têm deixado de lado trabalhos de prevenção com adolescentes. Na entrevista com o secretário municipal, ele frisou que é grande o número de adolescentes gestantes, inexistindo programas de prevenção e educação. No projeto da saúde, realmente, não existem esses programas. O *slogan* "saúde 100%" apresenta-se como uma miragem. A mortalidade infantil, considerada alta pelo secretário, com 17,74% no ano de 1998, eleva-se, em 2000, para 21,92%. A falta do enfermeiro deveria ser sanada pelo "saúde 100%", colaborando-se assim para a minoração da mortalidade de mães e bebês.

Enfim, essas são questões que, discutidas, permitem avaliar até que ponto medidas tomadas a favor da saúde são satisfatórias para a população de Santa Fé do Sul. No caso de não serem satisfatórias, abre-se caminho para que outras sejam tomadas, possivelmente com maior participação dos favorecidos.

3

A PARTICIPAÇÃO E A ATENÇÃO BÁSICA

Do ideal ao real: limites e possibilidades do PSF da Estância Turística de Santa Fé do Sul

> A concepção de mundo de uma época não é a filosofia deste ou daquele filósofo, deste ou daquele grupo de intelectuais, desta ou daquela grande parcela das massas populares: é uma combinação de todos estes elementos, culminando em uma determinada direção, na qual sua culminação torna-se norma de ação coletiva, isto é, torna-se história completa e concreta. (Gramsci, 1981, p.82)

Para a realização desta pesquisa, no decorrer do trabalho, abordaram-se múltiplos aspectos históricos, sociopolíticos e culturais, abrangendo também uma abordagem regional e local. Foram buscadas técnicas que melhor contribuíssem com o destino da pesquisa. Apoio-me em Brecht, para quem "a única finalidade das ciências está em aliviar a miséria da existência humana" (Brecht apud Alves, 2000, p.89).

Dessa forma, a escolha de instrumentos de coleta de dados inclui uma simples opção metodológica, segundo a preocupação de melhor contribuir para o bem da sociedade.

Rubem Alves afirma que "todo ato de pesquisa é um ato político" (Alves, 2000, p.92). Ao se definir os caminhos da pesquisa, buscou-se sintetizar teórica e metodologicamente os desafios que a saúde brasileira enfrenta. Aqui o compromisso do pesquisador se volta para a garantia e defesa da saúde pública.

> O pesquisador das questões da saúde não está fora da realidade que investiga. O real que ele conhece é aquele que ele realiza, e sua objetividade dada é uma construção que se dialetiza no processo de objetivação e subjetivação. (Minayo, 2000, p.250)

Sendo assim, recorreu-se à pesquisa qualitativa, em concordância com a autora Maria Lúcia Martinelli, que a respeito da pesquisa quantitativa diz "O dado numérico... não nos equipa para trabalhar com o real em movimento, na plenitude que buscamos" (Martinelli, 1994, p.12).

Segundo Minayo:

> A diferença entre o qualitativo-quantitativo é de natureza. Enquanto cientistas sociais que trabalham com estatísticas apreendem dos fenômenos apenas a região "visível, ecológica, morfológica e concreta", a abordagem qualitativa aprofunda-se no mundo dos significados das ações e relações humanas, um lado não perceptível e não captável em equações, médias e estatísticas. (Minayo, 1994, p.22)

Diante do exposto, trata-se de dar privilégio ao discurso, à linguagem, às falas dos diferentes sujeitos envolvidos na pesquisa.

Nesse sentido, definiu-se um número de 27 sujeitos[1] entrevistados envolvidos na pesquisa, assim distribuídos:

- 16 usuários do PSF, dois de cada USF;
- 4 líderes comunitários;

---

1 Na análise das entrevistas, os sujeitos foram identificados por pseudônimos, para preservar suas identidades. Os relatos foram transcritos respeitando as falas originais que estão registradas em fitas k-7, em sua íntegra, bem como a autorização para sua utilização, que estão disponíveis, se necessário.

SAÚDE E PARTICIPAÇÃO POPULAR EM QUESTÃO

- 7 profissionais da ESF.[2]
- Além das entrevistas, houve a participação do pesquisador nas oito Pré-Conferências de Saúde do Município. Sendo assim, associam-se à pesquisa qualitativa as pesquisas documental e participante.

Quanto à pesquisa documental, sua contribuição é imensa, dada a importância que a imprensa, sobretudo local, tem na construção e legitimação do trabalho desenvolvido. Por isso, buscou-se em fontes escritas e em imagens (fotografias) elementos para ilustrar o objeto de estudo e contribuir para a análise dos dados.

Já a pesquisa participante justifica-se por ser a pesquisadora usuária do SUS, cadastrada em um PSF, e assistente social do programa por mais de um ano. Nessa pesquisa, "... pesquisados e pesquisadores são sujeitos de um trabalho comum, ainda que com situações e tarefas diferentes ..." (Brandão, 1981, p.11).

A partir dessa perspectiva, priorizou-se a comunidade usuária, que é quem dá concretude às ações em saúde.

As entrevistas foram do tipo não estruturada, com um roteiro norteador e flexível. Assim realizadas, elas permitiram novas indagações a partir das falas dos sujeitos, sempre em consonância com o objeto e o objetivo proposto na pesquisa. Utilizou-se a técnica do gravador, com a permissão dos entrevistados e com posterior transcrição das entrevistas.

Quanto às pré-conferências, optou-se pelo registro no diário de campo. As oito pré-conferências atraíram aproximadamente 320 pessoas.

Desenvolvimento da Pesquisa

Toda análise requer categorias para interpretação. Trata-se de selecionar, dentro do material de pesquisa coletado, o que de fato

---

2 Os profissionais estão divididos em dois blocos: o primeiro teve na equipe o assistente social, e a pesquisa foi realizada em dez./2000 e jan./2001 (a maioria deles não está atuando mais no programa); o segundo bloco é de profissionais que estão no PSF e que não têm o profissional do Serviço Social nas equipes.

colabora com os objetivos do trabalho proposto. Foram utilizadas três categorias para a avaliação da realidade pesquisada:

Categoria 1 – análise da estratégia PSF e seus impactos reais no âmbito da Atenção Básica.

Categoria 2 – reflexão sobre as políticas de saúde. Ela indicou como os sujeitos percebem as políticas públicas de saúde, o que está intimamente ligado à concepção entre o público e o privado; a crise e reforma do Estado; e o próprio financiamento da saúde.

Categoria 3 – perceber a relação entre a participação popular e a saúde pública no município, identificar o lugar destinado à participação popular nas ações de saúde, o que entende o sujeito pesquisado sobre o que é participação e controle público.

Para a elaboração e análise das categorias apresentadas, é importante considerar, nas falas dos entrevistados, elementos que sejam fundamentais para essa reflexão.

O PSF como estratégia de construção de um novo modelo de saúde (categoria 1)

> O fundamental é reorganizar o sistema e, para provocar essa revolução construtiva, a área a ser focada é a atenção primária... O marco conceitual da atenção primária deve ser o atendimento integral que ofereça, no mesmo momento e lugar, ações de saúde necessárias para diagnosticar e tratar doenças sintomáticas junto com as de prevenção e diagnóstico precoce. A integração horizontaliza essas duas ações e as torna acessíveis a todos os usuários. (Pinotti, 2000, p.A3)

Uma primeira consideração, ao pensar a construção de um novo modelo de saúde, significa a presença de atores que almejam esse processo e a necessidade de mudança.

Toda orientação dirigida à Atenção Básica é, como já foi mencionado, globalizada e necessária. Porém, os dados obtidos na pesquisa evidenciam que, como indica o próprio manual para organização da Atenção Básica, são necessárias várias responsabilidades, ações e instrumentos de gestão. Entre eles está um elemento fundamental: a participação popular no planejamento, desenvolvimento e avaliação dos Serviços de Saúde.

No universo de pesquisa, o Governo Municipal e alguns profissionais do setor de saúde foram decisivos na implantação do PSF. A população recebeu passivamente tal alteração, sem que fosse consultada. Não se pode pensar em mudança sem que a maioria dos envolvidos seja ouvida e consultada sobre o sistema de saúde local. "Neste âmbito, no que se refere à população atingida, o que se busca é oferecer, sob a máscara de uma prestação de serviços competente, o caminho para uma adesão imediata, sem crítica". (Fernandes, 1999, p.44-5)

Um número significativo dos entrevistados e dos participantes das pré-conferências não sabia o que era PSF e só realmente conseguiu perceber do que se tratava quando o pesquisador mencionava (no caso das entrevistas) que a representação social[3] se ligava ao "postinho de saúde". Ou seja, o PSF não tem uma identidade própria constituída e legitimada, socialmente falando.

Questionados sobre o que é o PSF, os sujeitos emitiram essas observações:

> É o nome do posto. Tá igual. (Usuário 21)
>
> PSL é o quê? (Usuário 11)
>
> É bom, mas antigamente era melhor. (Usuário 17)
>
> Muito bom, paras as pessoas que procuram ali, realmente tá sendo bom, melhorou bem a saúde depois do PSF. Mas ainda falta muitas coisas, para melhorar mais. (Usuário 1)
>
> Olha, tinha um tempo que era bom, mas agora não é mais não. (Usuário 2)

---

3 O conceito de representação social utilizada no trabalho é o de Minayo, a partir do pensamento de Gramsci, "como" uma combinação específica das ideias das classes dominantes e das concepções dos grupos subalternos, numa combinação de dominação, subordinação e resistência, entre os dois polos (Minayo, 2000, p.169-70).

Percebe-se que o que ocorre é uma **avaliação** do programa e não uma compreensão do que é o programa. A reorganização do sistema de saúde, em seu nível primário, implica mudanças de comportamento dos envolvidos: gestores, profissionais, rede de assistência e a população usuária.

O Programa Saúde da Família é entendido como uma estratégia que enfatiza a **prevenção** de novas doenças e melhora estilos de vida. O trabalho preventivo exige um alto grau de conhecimento, pesquisa e poder de convencimento e, por que não, até de conversão?

O autor Kloetzel, tratando do tema prevenção, faz uma indagação pertinente sobre as mudanças de atitude: a questão do tempo.

> Todavia, para que a ideia de prevenção possa florescer, é necessário que o indivíduo tenha uma concepção clara do futuro, tenha no amanhã não apenas um pretexto, mas um lembrete de que é preferível não adiar certas providências (...) O que faz com que o amanhã, contrário a todos os princípios da inteligência, seja tão menos ameaçador do que o hoje? (Kloetzel, 1985, p.68)

Tratar da prevenção, portanto, não é algo simples e que possa ser tradicional. Entende-se que existem ações já incorporadas socialmente e que fazem parte da noção de prevenção, como as campanhas de vacinação, os exames preventivos. Mas como a equipe trabalha com a população usuária a redução de agravos à saúde?

> A Secretaria da Saúde direto está desenvolvendo projetos de vacinação, projetos da SUCEN, passa visitando as residências, problema do mosquito, da proliferação do *Aedes Aegypti*, eu acho que tem vários programas que desenvolvem, palestras com a médica, sempre tem palestras, falando sobre doenças, sobre prevenção, sobre causa, sintomas, tem vários programas neste sentido. (Representante de bairro 2)
>
> Não, já me convidaram, mas como a gente mora no sítio, eu vou lá peço meu remédio, trago, e nunca participei, no sítio fica difícil. (Usuário 17)
>
> Não, não sei. (Usuário 10)

SAÚDE E PARTICIPAÇÃO POPULAR EM QUESTÃO **115**

Tem sim, tem para os diabéticos, teve um tempo que teve exames gratuitos para os diabéticos, das vistas, eu não fui, mas muita gente foi fazer exames das vistas, assim campanha. (Usuário 10)

Passei, mas eu não gostei daquele médico, a consulta por baixo da gente, pra ver se tem câncer, eu não tenho câncer, ele quis fazer, e eu falei que não. Nunca, e nunca sofri nada, parece que ficou pior, em vez de melhorar. (Usuário 4)

O trato com a prevenção, como se observa no último depoimento, retrata o despreparo da equipe para lidar com "estigmas" e "preconceitos" enraizados na população que foi, culturalmente, atendida no modelo tradicional. É um fazer por fazer, sem discutir a proposta do programa, cujo enfoque central é impedir o agravo e surgimento de novas doenças.

Cultura da população, porque foram criados no modelo antigo, então eles têm dificuldades, no começo tinha mais, hoje estão entendendo mais o trabalho conforme eu fui explicando, a população que eu visito hoje aceita melhor o PSF, mais ainda tem as pessoas que querem mais médicos e não entendem assim, o objetivo do programa, no começo essa dificuldade era maior. (Profissional 1B)

Quando a gente vai pedir uma receita, porque a gente vai pedir porque precisa, e o médico não dá certas receitas, também a gente não sabe o motivo por que ele não dá. Quando a gente vai pedir um remédio, ele é meio munheca para dar um remédio para gente. Mas a gente não vai pedir porque a gente não precisa, porque se vai pedir é porque realmente está precisando. (Usuário 13)

É eu acho melhor assim, fazer com que o tratamento seja mais breve, porque eles prolongam muito o tratamento da pessoa, porque às vezes a pessoa está doente e joga lá para adiante ainda para depois fazer os exames, às vezes o doente complica mais. Então eu acharia melhor, se a pessoa está doente, então acudir os que estão mais ruins, não igualar com os que estão melhor. Então os que estão mais ruim, passando os que estão melhor para trás. (Usuário 10)

... nós tivemos, o doutor que fez aqui no posto, no PSF um trabalho sobre o preventivo de câncer, prevenção de câncer de colo uterino e de câncer de mama, foi um programa muito bem aceito, as pessoas que foram convidadas, as pacientes que foram convidadas vieram, fizeram o exame, tiveram algumas que diziam que tinha vergonha, mas fizeram normal, foi muito bom. (Profissional 2B)

No confronto do depoimento da usuária 4 com o da profissional 2B, percebe-se que o teor do trabalho preventivo adotado pelos programas, apesar de importantes e bem-intencionados, é deficiente para as ações básicas de saúde.

As principais atividades realizadas pelas Equipes de Saúde da Família – ESF poderiam ser agrupadas da seguinte forma:

Programas: a partir do cadastramento das famílias, são montados grupos e definidos os segmentos que serão atendidos; por exemplo, hipertensão, diabéticos, gestantes, depressivos, obesos, saúde da mulher, hanseníase, entre outros. O principal instrumento utilizado são palestras, geralmente proferidas pelo médico.

Atividades Lúdicas: bailes, filmes, cursos de trabalhos manuais, etc.

Feira de Saúde: realizada pelo PSF Bela Vista, tendo duas edições.

Em síntese, o trabalho preventivo abrange esses instrumentais, mas também são necessárias novas metodologias, capazes de fazer entender o cuidar do outro, cuidar do mundo, e o direito de ser cuidado, garantir na vida o que está garantido na lei.

O processo educativo é utilizado em saúde visando a mudanças de comportamento. Ensinar, há muito deixou de ser transmitir simplesmente informações. Mas o que é aprendizagem? Ela é resultado do processo educativo. Aprender significa mudar comportamento através de informações e experiências ... A aprendizagem só se realiza a partir do desencadeamento de forças motivadoras. Esse desencadeamento pode ser facilitado através do uso adequado de estímulos externos... Como o que se deseja são mudanças comportamentais em relação à saúde, é importante enfatizar que os sentimentos de ser humano precisam

SAÚDE E PARTICIPAÇÃO POPULAR EM QUESTÃO **117**

ser considerados mesmo nos comportamentos cognitivos. (Rezende, 1989, p.69)

Considerando que um dos objetivos centrais do PSF é atuar na Atenção Básica, percebe-se que o lugar destinado às ações preventivas e à capacitação dos profissionais é secundário diante do grande número de doenças que afligem a população brasileira. Este é o maior desafio ao programa: ao mesmo tempo aumentar a cobertura dos serviços de saúde, estimular a descentralização do sistema, implementar a participação social e introduzir mudanças no modelo de atenção. Essa discussão será aprofundada na categoria 2.

O PSF, os princípios do SUS e a integralidade das ações (categoria 2)

A pesquisa de começo de governo dava-nos uma nota ao redor de cinco ou seis, sendo que hoje ela ultrapassa a casa dos sete. A saúde é o calcanhar de Aquiles de todo governo, mas acredito que estamos caminhando bem, pois a população tem visto com bons olhos os melhoramentos efetuados. A implantação de 100% de médico de família, a modernização da frota, as reformas das instalações, inclusive com a transformação do antigo Centro de Saúde em moderno Centro de Referência médica, dão um aspecto de modernidade ao sistema. (Bento, 2002, p.10)

Como já foi dito anteriormente, o PSF deve promover ações preventivas sem descuidar das doenças existentes. Como o próprio Ministério da Saúde enfatiza, o PSF é a porta de entrada para o Sistema de Saúde.

A articulação dos níveis de atenção é essencial para que o sistema funcione. A população espera um atendimento de forma eficaz. Porém, se não conhece o PSF como um programa, de que forma entenderá a sua relação com o SUS? Afinal, qual o sentido do PSF?

Uma das justificativas para a cobertura de 100% de PSF na cidade de Santa Fé do Sul foi terminar com as filas, conforme consta no relatório do Nepss.

A reportagem de *O Jornal* do dia 15.06.02 tem como notícia "Continua o problema das filas na saúde em Santa Fé". Na entrevista citada, o secretário municipal de saúde, questionado sobre tal problema, diz:

> Verificamos que por um problema cultural, e de comodidade das pessoas, existem folgas nas quartas, quintas e sextas, com sobrecarga nos primeiros dias da semana. Próximo aos feriados, FICCAP e final de ano, as unidades também ficam vazias. (Bento, 2002, p.10)

Duas questões merecem destaque na citação: primeiro, é a expressão de um "problema cultural"; com certeza trata-se de uma cultura, mas produzida pelo próprio sistema de saúde, em que a demanda sempre foi e é reprimida.

A última vez eu fui num dia, no outro dia fui atendida, foi rápido. Mas tem gente que fica 3 a 4 meses para ser atendido. Já não tem vantagem nenhuma, porque se você tiver que morrer você morre, se tiver que ficar cego, fica. Que nem agora essa semana eu fui no posto, quarta-feira eu acho que fui no posto lá embaixo, então o doutor passou para um médico de vista. E eu falei olha eu já fui tantas vezes neste médico de vista e não virou nada. Então ele falou que ia passar para outro médico. Agora o doutor me passou para outro médico, e só vão marcar dia 29 que eu tenho que levar o papel para marcar, para consultar no outro mês. Tá certo isso? Não é justo isso, isso é uma injustiça, a gente paga imposto, a gente paga tudo que aparece, e agora porque que fica com isso com a gente, isso daí é ruindade. (Usuário 11)

Não, não é certo. Do jeito que está para mim não está certo, nem para mim e nem para as outras pessoas, porque tenho uma filha que ficou fraca da cabeça, eu levava ela em Rio Preto, levei 5 ou 6 anos ela em Rio Preto. Cada vez de ir tinha que marcar ambulância para 15 a 20 dias, até ela ser atendida, já morreu. Como de fato teve uma vez que eu fui lá no posto e marquei ambulância para ela, tem um senhor aqui que marcou também que mora na rua 17, e quando nós passamos lá, eles falaram,

SAÚDE E PARTICIPAÇÃO POPULAR EM QUESTÃO **119**

o homem faz 3 dias que foi enterrado. Enterrou sem socorro, para que então isso? É um ser humano, não um animal, isso é covardia não é? Isso é errado, não é justo não, espera a pessoa morrer para depois atender. Ainda o senhor deu risada, o motorista da ambulância falou, não aguentou esperar mais, não aguenta mesmo, porque a obrigação se a pessoa está ruim tem que pegar e levar, porque ninguém vai passear no hospital, ninguém vai procurar médico por graça, para passar a hora. Agora como é que eu vou procurar o médico da saúde, porque pelo menos eu, só vou procurar o médico na última hora, quando eu vejo que não estou legal mesmo aí eu vou procurar, chego lá e eles ficam com essas bobeiras, tem tantas ambulâncias, tem umas 5 ou 6 ambulâncias aqui em Santa Fé, por que que não atende o povo, não é ruindade? É ruindade, como que na hora de ganhar o voto para ser prefeito, eles querem ganhar o voto, quer que o povo ajuda eles, e eles não ajudam o povo. (Usuário 2)

Outro aspecto é a questão das especialidades. O Centro de Referência tem, em algumas áreas, poucos especialistas como o caso citado do urologista. Porém, o maior agravante é a constatação de falta de atendimento nos dias festivos, feriados, etc. Quais as fontes? Qual a pesquisa que constatou tal fato? Há, todavia, uma conotação preconceituosa de que, aos usuários, não é possível opção de atendimento nem de lazer. Isso é uma forma sutil de culpar a população pelas filas, ou seja, há a predominância de

uma sociedade que se obstina em dar prioridade à moral tradicional do trabalho e ao princípio do pleno emprego tomado no sentido de emprego em tempo integral. Que nos impõe um ritmo de vida rígido e nos prescreve quando devemos trabalhar, descansar e quando devemos tirar férias. Sempre todos juntos, naturalmente, sob o sigilo das sardinhas em lata. (Krippendorf, 2003, p.117)

Além do aspecto do lazer, como categoria sociológica, ele deve ser considerado como um componente importante na concepção de saúde, na promoção da qualidade de vida.

Esse é o princípio da intersetorialidade, que pretende, por meio de ações articuladas socialmente, alcançar maior qualidade nos serviços de saúde.

Para articular saúde com lazer, educação, trabalho, arte, pobreza, economia, cultura, não é necessária somente boa vontade, mas também atender às "dores" do corpo. Isso só é possível quando se consegue, ao abrir a "porta", encontrar uma casa organizada e completa.

Retomando a discussão sobre o PSF e toda a orientação política do Banco Mundial, fica evidente que se trata de um tratamento de baixo custo. Ou seja, um programa pobre para pobres ou a famosa "cesta básica" proposta pelo Banco Mundial. Mas o que acontece quando a USF se depara com casos que necessitam de maior tecnologia, ou atendimento nos demais níveis de atenção?

> O que eu acho... é a demora de fazer os exames, muitas vezes leva 3 a 4 meses, isso é meio complicado, porque se a pessoa está ruim, complica. Mas em outras coisas tá bom, o doutor é muito eficiente, e as meninas também são trabalhadoras. (Usuário 8)

> É dos exames, porque tem vez que fazia, fazia exames de tireoide agora não preciso mais, aí eles falavam que iria demorar, só daqui uns 3 meses. Eu pegava e pagava, porque vai que ficava complicado, não estava me sentindo bem, então eu pagava.

> A sim, nem que eu tirasse da boca, mas eu pagava, na saúde a gente faz tudo. (Usuário 8)

> De atendimento sim, mas eu acho que ainda tem algumas falhas, que são dos problemas que eu te falei, sobre alguns exames que são demorados, ultrassons, raios X, os pacientes reclamam muito sobre isso, mas acredito que em breve isso também será sanado. (Profissional 2B)

> Primeiro você ia lá, tinha dois tipos de atendimento, você tinha o atendimento aí, mas quando precisava de um médico do postão, você ia lá, o médico te consultava na hora, agora não, agora você vai lá, eles te dão um tipo de uma guia, se você precisa de um médico hoje, vais ser atendido daqui um mês. Antes a gente pousava, mas conseguia guia e era atendido. (Usuário 2)

SAÚDE E PARTICIPAÇÃO POPULAR EM QUESTÃO **121**

Levou uns quinze dias. Primeiro eu ganhei um encaminhamento para Rio Preto para seis meses, cheguei lá, eles me falaram, daqui uns 6 meses você vem aqui. Como é que podia eu ficar uns 6 meses para ir lá para marcar? Não voltei mais. Então eu falei para o meu marido, eu vou tratar do problema da cabeça, depois eu vou pedir para ela o encaminhamento para lá. (Usuário 10)

Acho que seria aparelhagem, se você precisa fazer uma tomografia aqui em Santa Fé não tem, para conseguir em Fernandópolis ou em outro lugar não consegue, então acho que está faltando o mais importante, que é aparelhagem, não adianta nada você chegar lá com dor de cabeça, passa por um neurologista, o neurologista acaba enrolando, e acaba não saindo a tomografia, nem nada. Então acho que voltar mais para isso. (Usuário 17)

Observa-se que, além de não atender às demandas locais, o que acontece é a transformação do PSF em uma espécie de central de encaminhamentos.

Burocracia, acho que é muito burocracia, por exemplo, o paciente está com um problema passou pelo doutor, que o encaminhou para o especialista, ele precisa por exemplo de ir para uma referência maior, no nosso caso Rio Preto, e não tem vaga. Por exemplo tem um senhor que está com C.A. de próstata só que ele tem problema de hérnia, essa hérnia tem que ser feito cirurgia dela por vídeo para endoscopia, senão ele pode ter um outro problema e não consegue fazer a cirurgia, e fica sem fazer o tratamento do C.A. É complicado isso, porque o paciente continua sofrendo, a gente quer fazer alguma coisa, mas não tem como, porque não depende só da gente. (Profissional 1B)

Durante a visita às unidades para a escolha dos usuários, presenciou-se um fato interessante quanto à questão dos encaminhamentos. Chegou uma mãe com o filho, alegando que a criança não passava bem, e gostaria, se possível, de ser atendida pelo médico. A atendente (secretária da unidade) olhou para o registro de vagas disponíveis para Pediatra da unidade e disse: "Esse caso é para Dr. X, tem uma desistência, vou agendar a senhora para hoje". O mais importante disso tudo é que, há poucos instantes, o médico havia entrado no consultório para "fazer algumas receitas".

A atendente foi de uma agilidade exemplar, mas suponha-se que não tivesse vaga para o pediatra, qual seria o discurso? E a questão do vínculo do médico com a comunidade?

O PSF, o que todo mundo sabe, é o Programa de Saúde da Família, o que a gente entende sobre PSF, é um programa que a gente está tratando de cuidados, separando, dividiu a cidade, e a gente, tem uma comunidade onde cada PSF cuida. Onde tem um médico, uma enfermeira-chefe, uma auxiliar, uma recepcionista, e normalmente cinco ou seis agentes comunitários, que trazem os problemas de fora do paciente para dentro do PSF, e a gente tenta resolver, da melhor maneira possível. Encaminhando, o médico atendendo aqui, e casos mais específicos, encaminhando para o Centro de Saúde, em outras áreas médicas. Mais ou menos isso. (Profissional 2B)

A nível de PSF? Creio que o maior problema estão sendo os remédios, tem muita dificuldade do pessoal adquirir, nem sempre tem o remédio que o médico prescreve. Também o problema de exames, tem alguns tipos de exames, que são demorados devido ao convênio com o SUS, demora um pouco, se agilizasse uma maior quantidade de exames, seria melhor para a população. (Usuário 12)

Ficou melhor, porque agora o médico tem mais contato com a população, inclusive nessas visitas que se fazem, levanta os problemas, e tem mais conhecimento, fica melhor o trabalho. (Usuário 12)

O programa, o PSF eu vejo que ele veio para ficar, para estar tendo um atendimento mais próximo com a população. O objetivo é mais em trabalhar com a prevenção de doenças, do que esperar chegar a doença para depois ser tratada, isso não quer dizer que a gente não tenha um tratamento do controle das doenças. (Profissional 3B)

Nisso concordamos com a autora Maria Inês Assumpção Fernandes, que afirma:

SAÚDE E PARTICIPAÇÃO POPULAR EM QUESTÃO **123**

Esta é a questão mais urgente e que nos remete à complexidade das relações estabelecidas entre os problemas políticos, éticos, culturais e psicológicos que estão na base da sustentação de programas de atenção à saúde e envolvem o eixo fundamental das políticas públicas nessa área. (Fernandes, 1999, p.39)

Tendo como base a discussão da autora acima citada, ressalta-se que enfrentar os problemas da área de saúde envolve um conhecimento profundo sobre o país. A crise do SUS, em meio a outras crises brasileiras, tem no neoliberalismo, orientado pela Organização Pan-americana da Saúde (Opas), uma solução que afeta sensivelmente seus princípios.

A tese (da Opas) afronta, de uma só vez, quatro dos princípios constitucionais básicos do SUS: contra a universalidade, uma política focalista, contra a integralidade, uma cesta básica, contra a igualdade, o favor e a porta do fundo de alguns hospitais; contra o controle público, as leis do mercado... (Gouveia & Palma, 1999, p.141)

Torna-se necessária, partindo desse princípio, uma discussão ampliada das desigualdades sociais, da concentração de renda e riqueza, das prioridades governamentais. No que diz respeito ao financiamento das políticas sociais brasileiras, devem-se explicitar as condições, as fontes e os destinos de verbas destinadas à saúde. É preciso sair de uma concepção de saúde como ausência de doença, de uma perspectiva curativista e biologista; para uma atual que privilegie a vigilância à saúde, enxergada como uma questão social, econômica, política e, sobretudo, como um direito de todo cidadão.

Principal que eu sinto de dificuldade é a carência, uma coisa que eles reclamam muito é porque não tem emprego, não tem o que comer dentro de casa, não tem como comprar remédio, são coisas que afetam muito a população, e a gente tenta ajudar ao máximo, a gente pode estar ajudando a gente ajuda. É difícil lidar, porque afeta toda a família, porque aí envolve problemas de alcoólicos, drogas, crianças que não estão na escola, violência, então uma coisa vai puxando a outra. É difícil para gente, mas temos alguns casos que conseguimos até, mas não são todos que a gente queria, de poder resolver tudo de uma vez, que as pessoas pudessem ter seu pão de cada dia, mas nós sabemos que as coisas não são por aí. Isso também depende da população, se eles querem ajuda. Por exemplo, nós temos muita dificuldade com pacientes que são alcoólatras, a gente oferece ajuda, dá apoio, conversa, faz visita, mas ele não quer, dificulta, a gente sabe o drama que a família está passando mas o paciente não quer ajuda, não aceita. E a gente não sabe às vezes o que fazer, porque fica de mãos atadas. (Profissional 3B)

Doenças e mortes acontecendo diariamente nos enchem de raiva. Não porque as pessoas ficam doentes ou morrem. Temos raiva porque muitas doenças e mortes têm sua origem nas políticas econômicas e sociais que nos são impostas. (Uma voz da América Central apud *Carta dos povos pela saúde* elaborada na Assembleia de Saúde dos Povos – Bangladesh, 2000, p.1)

A pressa em obter resultados fatalmente nos leva a decepções. Tudo na natureza tem seu ritmo, incluindo os seres humanos. Temos que acabar com a doença, mas ainda convivemos com o analfabetismo, temos que melhorar a distribuição de renda, mas a cada ano ela piora. Começamos a fazer uma coisa e não terminamos a primeira. Miséria, doença, analfabetismo, evasão escolar, violência, drogas, corrupção, autoritarismo, são todos vermes que alimentam-se uns dos outros e todos eles alimentam-se dos seres humanos, fechando um ciclo que se autoperpetua. Atualmente não consigo ver outra maneira de levar o programa a bom termo, que não seja passando pelo referendo popular. É preciso informar, ensinar, partilhar com esta população todos os nossos projetos no meio deles é que certamente surgirão os líderes que ajudarão na construção de uma sociedade mais justa. (Profissional 1A)

Dessa forma, a 11ª Conferência Nacional de Saúde reforça a questão do enfrentamento aos desafios do SUS em seu relatório final, afirmando que "a efetivação do SUS só é possível com Controle Social!" (11ª Conferência Nacional de Saúde, 2000, p.16), assunto que será tratado na análise da categoria 3.

O controle público: a quem interessa e quem o conduz? (categoria 3)

> O processo emancipatório constitui um fenômeno profundo e complexo, de teor tipicamente político, e que supõe, concretamente, a formação de um tipo de competência, ou seja, de saber fazer-se sujeito histórico capaz de pensar e conduzir seu destino. Assim no início está a contestação ou a consciência crítica. Tudo começa com a capacidade e coragem de dizer NÃO. Não à condição de massa de manobra. Não à manipulação imposta pelas elites. Não aos governos clientelistas e corruptos. Não ao Estado tutelar e assistencialista e não à pobreza política e material. (Demo, 1995, p.133)

Um dos grandes avanços do SUS foi instituir legalmente canais de representatividade popular nas ações do sistema de saúde, como o Conselho Municipal de Saúde (CMS). Assim, o que a lei chama de Controle Social passou a fazer parte de todas as políticas públicas, como garantia e espaço da cidadania plena.

Deve-se considerar que, em muitos lugares, essa ideia de paridade na composição dos Conselhos – 50% poder público, 50% sociedade civil –, ainda desafia a participação popular nas ações governamentais e no próprio conselho. Essa não é uma realidade somente vivenciada nessa pesquisa. Nas discussões em sala de aula, são comuns as mesmas constatações: o desconhecimento do que é o Conselho, quais suas atribuições, o direito de participação de qualquer cidadão nas reuniões.

A Estância Turística de Santa Fé do Sul é uma cidade de pequeno porte que tem como partidos mais fortes o PMDB e o PSDB. Nos últimos 20 anos, surgiram como movimentos populares: a luta dos trabalhadores rurais pela anistia bancária na década de 1980, o movimento das mulheres (1980), Campanha contra a Pena de Morte e pelo *Impeachment* do Presidente Collor (1992). Os últimos três estiveram vinculados à Igreja Católica, com a liderança da Congregação das Irmãs Oblatas da Assunção, adeptas da Teologia da Libertação.

Vê-se que, tradicionalmente, as organizações populares ou movimentos sociais não são realidades concretas e duradouras no município.

A cultura dominante no Brasil é por tradição elitista, autoritária, populista... Viver a democracia hoje é viver o pluralismo, a incerteza e aceitar divergências. Há um artigo interessante (...) de Adam Przeworski, com o título: 'Ama a incerteza e serás democrático'. Título instigante, não? Nós que gostamos de certezas, de bases seguras, vamos ter que 'amar a incerteza', se quisermos ser democráticos... Com a cultura autoritária, elitista, populista, que temos internalizada, pela própria formação, vai ser difícil de se aceitar o pluralismo, as divergências, os conflitos. No entanto, são elementos básicos de uma educação democrática. (Wanderley, 1991, p.21)

Concordo com Wanderley que é preciso investir em uma educação democrática, visando à emancipação do homem e sua liberdade. Como um processo educativo, ele precisa ser planejado, desejado, propondo ações que levem o indivíduo a se sentir parte do PSF, não apenas como usuário, mas também como gestor.

A outra reunião que teve foi de falar sobre a hipertensão, essa última eu não me lembro, não sei se era para a gente dar opinião, ver o que está certo, o que está errado, me parece que era isso no bilhete que deixaram na caixinha. (Usuário 5)

Que eu saiba não. A não ser que ligaram e eu não estava em casa, mas que eu saiba eu nunca fui chamada para participar em nada sobre saúde, essas coisas. (Usuário 17)

Não, nunca me chamaram. (Usuário 4)

Sempre tem as palestras da doutora, de vez em quando eu participo. (Usuário 3)

Não sobra tempo para a gente ir, eu faço unha o dia todo, geralmente o dia que dá para ir, acaba não indo, e quando não tem jeito de ir, por que trabalha o dia todo, tem crianças em casa, não quer deixar sozinho até o marido chegar. (Usuário 13)

SAÚDE E PARTICIPAÇÃO POPULAR EM QUESTÃO **127**

Ah, a agente que está agora é muito quieta, ela chega assim tudo bem? Tudo bem. E vai embora, a outra agente não, ela era conversadeira, explicava tudo certinho e eu gostava do jeito dela. Agora a outra é diferente, não tem aquela disposição. Ela chega tudo bem? Você não vai encompridar a conversa com ela, cortou, cortou. A Fátima não, ela vai explicar tudo que está aí. (Usuário 10)

Reuniões de grupos de hipertensos, participavam bastante, hoje não está sendo feito mais, no ano passado foi feito o ano todo, diabéticos, dia do desafio. Festas juninas, teve boa integração entre a comunidade e a equipe. (Profissional 1B)

Não, não participo, porque uma que eles não me avisaram, e outra eu vou fazer o que lá, eu não vou dar força para eles, se eles não dão força para a gente, o que adianta a gente ir lá, e eles não colaborarem, não adianta nada. É só vem a nós e pra nós não vem nada. Tem que ser venha nós o nosso reino. (Usuário 11)

Participa, a nossa comunidade da microárea é de maioria com nível social mais elevado, e tem uma boa parte que é de um nível social mais baixo, menor poder aquisitivo, esse pessoal de menor poder aquisitivo frequenta demais, toda dificuldade que tem eles procuram pela gente, e têm sido atendidos, pelo menos a gente pergunta para eles se foram bem atendidos, se tem alguma dificuldade para estarem vindo, são ótimas pessoas e que eu gosto muito dos nossos pacientes, são bons, não tenho dificuldade com eles, participam bastante. Quando a gente, por exemplo, faz um trabalho em grupo, por exemplo nós tivemos um aqui no Centro Comunitário, nós tivemos um, convidamos alguns pacientes para estarem indo lá, para o doutor estar falando sobre diabetes, foram bastante pessoas, que fizeram bastante perguntas. Mas normalmente aquele paciente de baixo poder aquisitivo, mas aquele paciente do centrão mesmo não participa, participa mas muito pouco. Normalmente a gente trabalha mais com pessoas de baixo poder aquisitivo. (Profissional 2B)

Lido daquele jeitinho brasileiro, tem que ter jogo de cintura, um sorriso, uma conversinha é mais ou menos assim porque não tem outro jeito. (Profissional 2B)

Não quis, porque a gente entra nisso daí, aí depois tem que estar sempre lá. Caçar complicação não, não sei ler, não sei escrever, o que eu vou fazer lá, só esquentar, então eu não vou. (Usuário 8)

Vários elementos podem ser analisados quanto ao envolvimento com a comunidade: convites em caixa de correio, o sentimento de exclusão por não saber ler e escrever, a fragmentação da microárea. A participação é só para as "pessoas de baixo poder aquisitivo", há a descrença no processo participativo. As estratégias para desencadear a participação popular são desanimadoras. Concorremos com a sobrecarga de trabalho (Usuário 13), com a mídia, com as famosas telenovelas, e, o pior de tudo, com o medo de participar.

Eu não participo, sabe por quê? Porque se eu vou falar a verdade e eles não gostam. Eles não vão gostar. Porque depois eles ficam manjando, então eu não vou, deixam eles caçoando deles por lá. Deixa eles viverem enganados, eles que enganam os outros, e os outros enganaram eles. (Usuário 11)

Eu vejo que não há aquela participação, poucos participam, não sei se é por medo, porque existem várias coisas aqui que pode influenciar, por exemplo nós estamos em ano político, então às vezes a pessoa tem medo de falar. Por exemplo, nós tivemos nossa pré-conferência, que foi realizada para ver onde nós estamos acertando, onde estamos errando, onde podemos estar melhorando cada vez mais. Teve bastante coisas legais que eles falaram, só que a gente queria que eles participassem mais, porque a gente está de um lado, e eles estão do outro lado, e não sentimos a necessidade que eles estão precisando, então a gente gosta muito que eles pudessem participar mais, para eles chegarem na gente e falar. Às vezes, tem as agentes comunitárias, e quando o paciente já tem uma maior convivência com elas, e para eles é mais fácil de estar conversando, de estar passando o problema, aí as meninas chegam e falam para mim, eu vou até a pessoa. Então algumas pessoas já têm aquele laço com a convivência fixa, então tem o medo de às vezes empatar a enfermeira, que eu não vou falar, porque a gente ainda não se conhece, a gente vê que parte da população fica meio distante, mas quando você

SAÚDE E PARTICIPAÇÃO POPULAR EM QUESTÃO   129

se aproxima, começa a mudar, quebrar esse laço. Aqui a população é muito carente, e a gente trabalha numa área que difere totalmente dos outros PSFs, a população aqui é carente de tudo, parte efetiva, econômica, social, enfim em tudo. (Profissional 3B)

Se tem às vezes, mas não adianta a gente discutir, discutir para quê? As coisas maiores não obedecem. Não sei se o senhor sabe, mas gente pequena não vira nada nessas coisas. Não vale nada, porque o que manda são os maiores. (Usuário 2)

Pessoal é muito acomodado. Aqui, a prefeitura, a câmara, está prestando bastante serviço, para as pessoas carentes, assistentes sociais, fica aquela coisa de mãe. O povão se acomoda, então quando acontece alguma coisa se tivesse mais participação seria bem melhor o trabalho. (Representante de Bairro 2)

Selecionada aleatoriamente, uma usuária de determinado PSF se recusou a conceder a entrevista, mesmo dizendo que se tratava de um trabalho científico vinculado à Unesp. Sua alegação é que "isso tinha a ver com política e que ela não queria se envolver com nada". A usuária é funcionária pública.

Na pesquisa, além dos usuários, deu-se prioridade aos representantes de bairro que, *a priori*, são as pessoas

que tenham a capacidade de tomar decisões (ou pressionar para que sejam tomadas) que dizem respeito às questões que influenciam de alguma maneira a vida e o comportamento de comunidades inteiras. (Costa, Castro & Souza, 1992, p.103)

Os representantes do bairro devem ser desvinculados do poder público para terem autonomia nas reivindicações e na busca de soluções das demandas locais. Na pesquisa, identificou-se que esta não é a realidade de Santa Fé do Sul.

Toda vez que tem reunião eles convidam, o povo da associação, os dirigentes da igreja, para sempre participar junto. (Representante de Bairro 2)

Eu faço parte do grupo da terceira idade, nas ginásticas, passeios, também sou coordenadora da igreja aqui, a igreja católica, eu coordeno, e o que vier convidar eu vou. (Representante de Bairro 3)

Acontece na pracinha, o prefeito que fez a reunião, juntamente com o povo e teve a reunião na pracinha. (Representante de Bairro 2)

Teve, quando o prefeito assumiu o cargo dele, teve a reunião ali no centro de convivência, pelo povo que escolheu que iria ser, escolheu no dia uns outros três. (Representante de Bairro 4)

Não, todas associações de bairro, todo bairro tinha uma certa associação, quando o atual prefeito assumiu ele não acabou com a associação, mas ele fez com que se criasse um conselho ao qual a própria prefeitura indicou em cada bairro algumas pessoas. (Representante de Bairro 1)

É muito comum o poder público, assim como os partidos políticos, se "apropriar" das lideranças para garantir sua condição de hegemonia. Na verdade, os representantes de bairro são representantes do poder público no próprio bairro, e como tais tendem a apaziguar conflitos e se tornar fortes cabos eleitorais.

Há mais ou menos uma semana eu participei de uma reunião aqui do PSF, na qual eu fiquei sabendo realmente o que são PSF, aí eu não participei mais, hoje teve essa pré-conferência, onde a partir de hoje quero estar participando ainda mais. (Representante de Bairro 1)

Poucas as reclamações que a gente ouve dos usuários, a gente tenta resolver, conversa com os médicos, com o secretário da saúde, leva o caso, e a gente intermediário, ouve a população de um lado, ouve o prefeito do outro, o secretário, e a gente tenta arrumar uma solução. (Representante de Bairro 2)

Não, estamos tentando formar agora, um miniconselho da saúde e do bairro, mas quando é preciso de alguma reunião, alguma coisa, elas ligam aí a gente vai e a gente conversa. (Representante de Bairro 3)

Outro fator importante são as visitas domiciliares, pois, mesmo sem maiores riscos à saúde, todos receberam a visita do médico.

SAÚDE E PARTICIPAÇÃO POPULAR EM QUESTÃO   131

No entanto, usuários idosos ou com complicações de locomoção (cegueira, câncer, transtornos mentais) afirmam que não receberam visitas domiciliares.

A categoria "poder" é importante para interpretar tal dado. A ditadura teve a expressão mais dura do poder enquanto dominação e autoritarismo, nas mãos dos militares.

> Na pseudodemocracia, o poder passa por uma transformação, uma mudança de cara, ele passa a ter uma cara paternalista, não é mais autoritário. Ele dá tapinha, nas costas, ele conversa, ele dá a impressão de que se participa ele diz que está 'a serviço' (...) Está lá em cima o poder, mas está 'a serviço' de nós pobres cidadãos, pobres pessoas... Ou seja, é um poder que se transfere de quem o detém para quem dele depende. (Ferreira, 1999, p.59-60)

Outro fator importante é a concepção que os profissionais das USFs têm da participação popular. Antes de pensar os processos com a comunidade, é importante identificar como são as relações na equipe. Para efetivar um trabalho com a comunidade, é preciso que se tenha uma perspectiva interdisciplinar. Além disso, é preciso que, coletivamente, se tracem planos e estratégias para trabalhar a efetivação do controle público. Para tanto, necessita-se de um esforço coletivo e de ações intersetoriais.

> Acho como todo mundo sabe, que não é fácil trabalhar em equipe, você tem que ter aquele joguinho de cintura para estar dando com seus colegas de trabalho, você também tem que ter jogo de cintura para sobreviver, porque é meio difícil, é a mesma coisa que trabalhar com gente, você tem momentos de dificuldades, eu procuro assim, quando eu vejo que eu preciso me relacionar bem com a recepcionista com o médico e com a enfermeira-chefe, com estes eu preciso me relacionar muito bem, com os agentes comunitários eu preciso me relacionar bem, não muito bem. Eu dependo deles? Não. Porque é o trabalho deles e nem eles dependem de mim e nem eu deles, diretamente. Indiretamente por conta dos pacientes, mas diretamente não, então eu não me envolvo muito

com as dificuldades deles e nem com as facilidades deles. Se um chega e fala que um paciente está precisando de alguma coisa, você vai lá ver a pressão dela? Assim que for possível eu vou, assim que eu tiver um tempinho eu vou lá ver o que você está me pedindo, então eu me relaciono muito bem com todos os funcionários. (Profissional 2B)

Nosso relacionamento é bom, a gente trabalha em equipe, tudo que a gente precisa, acontece alguma coisa, a gente se une para resolver aquilo. Não só aquilo, procuramos sempre estarmos trabalhando em um ambiente harmonioso, porque trabalhar em um ambiente que não se dá bem, não conversa, só quer puxar o seu tapete, não vem aqui mesmo para trabalhar, de ir a campo, não adianta. (Profissional 3B)

Assim, não sei se é um problema, porque a enfermeira ela tem feito vários cursos, muitas vezes ela não está presente na unidade, fez pós-graduação está fazendo um curso para gerenciamento de unidade de saúde então aí atrapalha um pouco e outras coisas que vão sendo feitas no dia a dia, acho que a equipe não se organizou ainda para voltar a fazer a reunião de equipe. (Profissional 1B)

Tinha outra enfermeira na época ..., assim eu, na minha opinião é uma coisa muito importante a reunião de equipe, para manter a harmonia, discutir o que precisa ser discutido eu achava importante estas reuniões, hoje sinto falta, porque cada um vai trabalhando individualmente, as reuniões contribuíam para que não fosse assim para que todo mundo tivesse uma união. (Profissional 1B)

Em pesquisa realizada anteriormente no PSF de Santa Fé do Sul em dezembro de 2000[4] foi feita a seguinte observação sobre os principais problemas da Unidade em que atuavam:

A princípio julguei que a falta de comprometimento das pessoas emperrassem o sistema.

---

4 Nesse período a autora era contratada pela Prefeitura Municipal para atuar no programa e para compor o relatório final das atividades desenvolvidas pelo Serviço Social, bem como auxiliar na pesquisa do mestrado, quando foi aplicado um questionário aos membros do Programa.

SAÚDE E PARTICIPAÇÃO POPULAR EM QUESTÃO   133

Hoje penso que criei uma expectativa muito elevada para as mesmas, pois culturalmente e historicamente não desenvolvemos o senso crítico, não trabalhamos em equipe e não sabemos exercer nosso papel de cidadão (...) Não ia acontecer em 06 a 12 meses uma transformação milagrosa. Sei que há lugares e unidades onde o trabalho flui melhor, já tive experiências gratificantes com o trabalho multiprofissional e por isto o tenho em alta conta e tenho certo que pode dar certo. (Profissional 4A)

Penso ser o caminho para melhorar a saúde, mas precisa haver um maior comprometimento das pessoas já que encontramos muitas barreiras tanto da própria população atendida como também de alguns profissionais que talvez por 'ignorância' dificultam o nosso trabalho. (Profissional 3B)

Falta de entrosamento da equipe, falta de divisão de serviços... (Profissional 2A)

Eu descobri aqui neste trabalho que existem muitas pessoas infelizes e revoltadas, que querem que nada dê certo, porque para elas tudo está errado e nada tem jeito. (Profissional 1A)

Pode-se perceber que não é possível avançar no trabalho comunitário com tantos problemas nas equipes. O PSF prevê que, semanalmente, as equipes se reúnam para avaliar e planejar as ações do programa. Na metodologia do trabalho em equipe, a primeira questão é: criar vínculos, identificar liderança e desenvolver novos líderes.

Surge a questão da coordenação das equipes de PSF, as quais devem ficar sob a responsabilidade do médico ou do profissional da enfermagem.

Em vista disso, a dupla de técnicos (médicos/enfermeiro) realiza uma assistência voltada para os aspectos epidemiológicos, quer dizer, para a redução de morbimortalidade nas faixas etárias e situações de

risco determinadas, mas que ainda não consegue, em seu todo, visualizar os usuários como sujeitos sociais, pois não foi preparada academicamente e nem socialmente para tal. Podemos afirmar que, no momento, em sua maioria, tal modelo de assistência tende a reproduzir a prática médica, que trata de patologias e não de cidadãos. (Teixeira, 2002, p.238)

São muitos os autores que discutem a questão da equipe mínima e a incorporação de outros profissionais. O relatório final da 11ª Conferência Nacional de Saúde propõe

> que a coordenação de Agentes Comunitários de Saúde poderá ser exercida por outros profissionais de saúde, não se restringindo apenas aos enfermeiros; e aperfeiçoar o trabalho de supervisão das ações realizadas pelos Agentes Comunitários da Saúde. (2001, p.128)

Não se trata de uma oposição a determinados profissionais, mas para o tipo de trabalho que se deseja é necessário um perfil que difere, provavelmente, na condução das equipes.

A definição do perfil do profissional que atua em ESF deve ser rigorosamente efetuada, para que o programa obtenha resultados satisfatórios. No que diz respeito ao perfil, algumas características são essenciais: conhecimento sobre a área de atuação, abertura para o trabalho em equipe, facilidade de comunicação, compromisso ético e político com a saúde pública, etc.

Ter ou não esse perfil profissional é uma questão, também, de constante busca de aperfeiçoamento, diante dos desafios por que passa qualquer organização social.

As Pré-Conferências Municipais de Saúde

A Secretaria Municipal de Saúde, no período de 15 a 24 de outubro de 2003, realizou uma Pré-Conferência de Saúde em cada PSF (ver quadro da página seguinte).

O objetivo das pré-conferências foi viabilizar temas para discussão democrática, votação e encaminhamentos para a realização da 1ª Conferência Municipal de Saúde, que se realizou no dia 7 de novembro de 2003, no recinto do Centro Integrado de Cultura (CIC).

Pôde-se perceber, no entanto, que as equipes, mesmo tendo passado por capacitação, não desenvolveram os trabalhos de forma segura, por não dominarem determinados assuntos.

SAÚDE E PARTICIPAÇÃO POPULAR EM QUESTÃO 135

PSF	Bela Vista	15/10	às 14:30 h	no Centro de Convivência do Bartolo Rossafa
PSF	Centro II	16/10	às 14:30 h	na AABB
PSF	Vila Mariana	17/10	às 14:00 h	no Centro de Convivência da Vila Mariana
PSF	Rua Dezenove	21/10	às 15:00 h	na AABB
PSF	Centro I	21/10	às 15:00 h	na própria USF
PSF	Centro III	22/10	às 14:30 h	na Igreja Batista do Calvário
PSF	Treze de Maio	23/10	às 16:00 h	na Escola Benedito de Lima
PSF	Orestes Borges	24/10	às 13:00 h	na Igreja Católica do Bairro

No PSF da Bela Vista, os trabalhos iniciaram com a abertura feita pela Coordenadora da Unidade (enfermeira), que explicou o motivo da pré-conferência, enfatizando a participação da comunidade na melhoria da Unidade de Saúde. Ela deixou claro que o surgimento de possíveis reivindicações não significaria seu atendimento imediato. Fala comum em todas as pré-conferências. Em seguida, dividiu-se a população em vários grupos, com certa dificuldade. A equipe local participou das discussões de quatro temas: 1) atendimento multiprofissional em geral, 2) assistência farmacêutica – federal, estadual e municipal, 3) gestão participativa, 4) intersetorialidade das ações.

Posteriormente aos trabalhos em grupo, realizou-se a votação dos delegados, com direito de voto na 1ª Conferência Municipal da Saúde, representando a comunidade. A votação destes delegados ocorreu de maneira pouco democrática, percebendo-se que havia candidatos já anteriormente estabelecidos.

Há mais ou menos 1 semana eu participei de uma reunião aqui no PSF, a qual eu fiquei sabendo realmente o que são PSF, aí eu não participei mais, hoje teve essa pré-conferência, onde a partir de hoje quero estar participando ainda mais. (Usuário 6)

Estamos tentando formar agora, um miniconselho da saúde e do bairro, mas quando é preciso de alguma reunião, alguma coisa, elas ligam aí a gente vai e a gente conversa. (Usuário 1)

A pesquisadora, em contato com a Unidade de Saúde para amostra aleatória, notou que a enfermeira procurava informá-la sobre algumas pessoas que já estariam previamente participando dos Miniconselhos da Saúde.

Alguns aspectos relevantes foram observados ao longo das Pré--Conferências de Saúde:

1. Após a 1ª Conferência houve alterações significativas nas demais:
   - a unidade organizadora da pré-conferência realizava somente a abertura e as demais equipes coordenavam os trabalhos em grupo;
   - embora a votação continue sendo arbitrária, sem identificação dos candidatos, houve a sistematização dela, podendo cada participante votar em dois delegados.
2. A questão da representatividade popular: todas as pré--conferências, no seu total, abrangeram aproximadamente 320 usuários.

   Merece registro a fala de um participante de uma das pré--conferências. "Você tem certeza de que hoje você vai tirar esse miniconselho? Vamos tirar delegados daqui, mesmo sem representatividade popular?" (Usuário 22).
3. Convite especial às lideranças anteriores para difundir a ideia dos miniconselhos, já sendo os próprios como futuros delegados.
4. Os miniconselhos são uma iniciativa das ESFs e devem ser compostos por 10 representantes da comunidade.
5. Desvio de determinados assuntos, sobretudo os mais polêmicos, para outras discussões não pertinentes.

SAÚDE E PARTICIPAÇÃO POPULAR EM QUESTÃO   137

6. Utilização de linguagem técnica de difícil entendimento, dificultando a participação da comunidade.

7. Predomínio do número de idosos, fato que acentuou o conformismo da população, tendo em vista o processo histórico da sociedade brasileira, em que o idoso, excluído, tende a ser mais conformista. "O que demora são os exames, mas tem que esperar porque é de graça" (Usuário 23).

8. Destaque feito pelas enfermeiras dos pontos positivos das Unidades de Saúde, que influenciaram os participantes a julgar aspectos que poderiam e deveriam ser melhorados, a título de privilégio e não necessariamente na perspectiva de direito e qualidade de serviços prestados.

9. A realização de algumas pré-conferências ocorreu em locais inadequados. Eles não comportavam o número de pessoas presentes. A concentração de idosos exigia espaços de mais fácil acesso, arejados e sem poluição sonora.

10. Total desconhecimento por parte da população sobre o Conselho Municipal de Saúde. "Não dá nem para falar, porque não sabemos de nada sobre o Conselho Municipal de Saúde" (Usuário 24).

11. Os próprios profissionais reconheceram que não há ligação entre os diversos setores da saúde, o que confirmava a recomendação da população para maior sintonia entre eles.

12. Os profissionais enfatizaram a presença de pessoas com *status* dentro da sociedade, como médicos, professores universitários, representantes de entidades, todos eles na condição de usuário.

13. Em uma das pré-conferências, realizou-se a entrega oficial do "Cartão SUS", pelo prefeito municipal.

14. Quanto ao desconhecimento da população sobre o CMS, evidenciou-se uma postura defensiva das equipes, afirmando que os conselhos não tinham ligação com os PSFs.

15. Os usuários reivindicaram mais agilidade no agendamento de exames e consultas com especialistas, assim como no fornecimento de remédios, principalmente dos mais caros.

16. Reclamação da população no excesso de encaminhamentos, solicitando, assim, que o médico da Unidade seja um clínico geral.

Inquietações sobre as Pré-Conferências de Saúde

Em relação à 1ª Conferência Municipal de Saúde, os ditados populares, como "só erra quem faz" ou "é errando que se aprende", foram utilizados para justificar possíveis erros cometidos. No entanto, tratando-se de um trabalho popular, entende-se que o *fazer* e o *errar* fazem parte da condição humana, mas não devem servir de justificativa para um trabalho marcado por um certo ativismo primário.

No entanto, deve-se considerar que é a primeira vez na história do município que se realiza uma Conferência de Saúde, com debates abrangendo a participação da população. Dessa forma, apesar dos equívocos, a Conferência é um ganho para a população e para os profissionais da área da saúde.

Algumas atitudes são básicas para o trabalho popular, como o planejamento. É por meio desse instrumento que se pode evitar erros, delegar funções e, sobretudo, definir objetivos, para que haja clareza e efetividade durante o trabalho com a comunidade. Entre as metas a alcançar está a de fazer da comunidade um agente mais ativo de suas melhorias, com visão mais solidária.

A participação política, portanto, carece desta igualdade política e desta igualdade jurídica, assim como carece de solidariedade. A participação política consuma-se pela solidariedade com outras pessoas, tendo por objetivo manter ou modificar interesses e ideologias predominantes, dentro do quadro capitalista. (Vieira, 1992, p.75)

Reforçando o pensamento de Evaldo Vieira, um primeiro espaço de discussão com a população usuária sobre o PSF e o SUS abre perspectivas para a atuação da comunidade. Dois fatores podem ser considerados graves do ponto de vista da mobilização popular:

SAÚDE E PARTICIPAÇÃO POPULAR EM QUESTÃO   139

o primeiro seria a forma como foi feito o convite. Vários usuários alegaram ter encontrado o convite na caixa do correio, outros, jogado no chão. Usuários idosos compareceram sem saber por que e para que iam, uma vez que não sabiam ler.[5] O outro fator seria a questão da representatividade popular. Sem mobilização, não há participação, principalmente em locais em que a cultura da participação política ainda está engatinhando. A questão da mobilização leva à questão da *representatividade popular*. Não se trata de apego aos números, embora seja significante que em um município com 27 mil habitantes aproximadamente, com cobertura de 100% de PSF, as pré-conferências tenham atraído um número tão reduzido de pessoas. Pesa nessa reduzida participação o horário das pré-conferências, que excluiu a classe trabalhadora dos debates sobre a saúde pública. São os trabalhadores que, tradicionalmente, tendem a enfrentar os maiores problemas do sistema de saúde.

O autor Lopes, citando Giovanni Berlinguer, descreve quatro dimensões sobre o processo saúde-doença.

> Uma é o **estar doente**, isto é, apresentar alterações no corpo e nas suas funções; a outra é o **sentir-se doente**, isto é, perceber tais modificações do próprio organismo; a terceira é **identificar a doença**, com base nos conhecimentos adquiridos; a última é o **poder estar doente**. (s.d., p.10)

Poder estar doente está associado ao mercado de trabalho e à possibilidade de poder iniciar um tratamento. No universo de pesquisa, na área pública, não há um projeto voltado para a saúde do trabalhador. Cuidar da saúde significa perder dias de trabalho e, até mesmo, não poder comunicar suas dificuldades e aflições, como foi o caso da Conferência.

Quanto à representatividade popular, ela se deteve nas lideranças da sociedade civil, que foram previamente selecionadas e con-

---

5 Os exemplos citados são falas dos sujeitos da pesquisa nas pré-conferências, e quanto aos convites nas caixas dos correios há vários registros nas entrevistas.

vidadas pelos profissionais do PSF para participar e compor os Miniconselhos de Saúde. O contato com as lideranças é um recurso muito utilizado no trabalho popular, pois ele pode abrir caminhos para inserção das equipes dentro da comunidade.

Como já foi debatido no trabalho, a eleição dos representantes de bairro sempre contou com a presença do poder público municipal, o que permite que se questione ainda mais a *Democracia Representativa*.

O controle público deve ser exercido pela população. Mas, se seus representantes possuem dupla representação, ou seja, representam a sociedade e ao mesmo tempo estão comprometidos com o poder público, ficarão divididos entre duas lealdades nas reivindicações populares. Dessa forma, perdeu-se um espaço por excelência de avançar na construção da democracia, a qual é capaz de permitir um sentimento de cidadania. Cidadania é um conceito que está ligado à soberania popular: ser sujeito de sua própria história, como capaz e portador de direitos.

Em síntese, boa vontade não é suficiente para consolidar a participação popular. No entanto, ela é possível e viável, porque é a única forma de fazer valer o que o Movimento Sanitarista almejou e está garantido por lei. A principal fonte de discussão é a efetivação desse controle **público**, e nesse rumo a presente pesquisa enfatiza a atuação do assistente social nos PSFs.

Considerações finais

> – Gato Chesire ... quer fazer o favor de me dizer qual é
> o caminho que eu devo tomar?
> – Isso depende muito do lugar para onde você quer ir – disse o gato.
> – Não me interessa muito para onde ... – disse Alice.
> – Não tem importância então o caminho que você quer tomar – disse o gato.
> – Contanto que eu chegue a algum lugar – acrescentou Alice,
> como uma explicação.
> – Ah! Disso pode ter certeza – disse o gato –,
> desde que caminhe bastante.
>
> *(Carrol apud Oliveira, 2000, p.11)*

Neste trabalho, apresentou-se uma contribuição sobre a saúde pública brasileira, enfocando a Atenção Básica e a participação popular. Ela partiu da Estratégia em Saúde da Família adotada em pequenos municípios, escolhendo, no caso, a realidade da Estância Turística de Santa Fé do Sul.

A pesquisa realizada apontou uma série de questionamentos sobre o tema e a necessidade de aprofundar ainda mais o debate sobre os rumos do SUS e do próprio PSF.

O momento da realização da pesquisa foi oportuno, pois, além das entrevistas com os usuários da saúde, representantes de bairro e profissionais, a pesquisadora utilizou as oito pré-conferências de saúde e a 1ª Conferência Municipal de Saúde, realizadas em Santa Fé do Sul, durante os meses de outubro e novembro de 2003.

Percebe-se que o PSF, enquanto uma estratégia de substituição do modelo convencional-curativo, centrado na figura médica e medicalizante, ainda persiste. Convive-se, em um mesmo sistema, com dois modelos de saúde, contraditórios em sua essência e incompreensíveis para os usuários do sistema local.

A Unidade de Saúde da Família (USF) continua sendo o antigo "postinho de saúde". Suas reivindicações são: aumento de médicos especialistas, mais aparelhos tecnológicos, mais remédios, mais agilidade nas ações. Ou seja, a perspectiva curativa está incutida na população e é reforçada à medida que os médicos são em sua maioria especialistas e não generalistas. Por isso, tendem a encaminhar o usuário para as especialidades que não dominam, com constantes encaminhamentos ao Centro de Saúde ou ao Centro de Referência em São José do Rio Preto. Esse procedimento é correto, mas desde que se esgotem todas as possibilidades de atendimento no PSF local.

Solução: romper com a tradição do médico especialista, aquele que detém o saber sobre determinada parte ou órgão do corpo humano, e mudar para a perspectiva do médico generalista, que vê o homem como um todo e que possa atender de forma abrangente e continuada. Essa seria a solução de um dos maiores problemas verificados na realidade investigada no Programa Saúde da Família.

A ideia de os agentes comunitários de saúde conhecerem sua área de abrangência, seus recursos e o contexto das famílias cadastradas não é tarefa simples. Todo esse contexto exige do profissional um trabalho árduo de pesquisa e discussão coletiva dos dados com a equipe, em vista de propostas para a promoção da saúde.

No entanto, isso não é possível com as restrições atuais: atendimento ambulatorial de 20 a 30 consultas diárias, com uma equipe que é um "aglomerado de pessoas" atuando cada uma em sua área, e com médicos que não ficam na Unidade oito horas diárias. Frequentemente, eles têm três, quatro empregos locais ou até em cidades diferentes.

SAÚDE E PARTICIPAÇÃO POPULAR EM QUESTÃO   143

O complemento dos municípios ao pagamento dos profissionais é pequeno. Tudo isso contribui para que esses profissionais atuem em diversos locais, perdendo o vínculo, a qualidade, o compromisso e a responsabilidade com seu trabalho. A utilização política do PSF como o "salvador" dos problemas do SUS, a exemplo da ideia de "Saúde 100%" – no caso de Santa Fé do Sul, é uma cortina que esconde questões estruturais, como a crise da seguridade social, financiamento e controle público sobre as ações de saúde. Entre as questões, está a tendência de implantar o Saúde da Família de forma muito rápida e, por vezes, sem planejamento.

Segundo informações da Drª Marta Campagnoni Andrade, coordenadora da Atenção Básica do Estado de São Paulo, na sua exposição sobre Atenção Básica e Gestão do Estado durante a 1ª Conferência Municipal de saúde acima citada (07.11.2003), no Estado de São Paulo 80% dos municípios trabalham a Atenção Básica, sem utilizar o PSF como estratégia de trabalho. Em outros termos, há muito que analisar quanto à implementação da Atenção Básica, para então se apresentarem novas propostas.

A questão da integralidade dos serviços ocupa lugar de destaque na questão da Atenção Básica. É como uma grande orquestra que depende, para o sucesso de seu espetáculo, de instrumentos bem afinados e profissionais ensaiados, por vezes, exaustivamente.

A adoção do PSF não pode ser uma aventura. Por essa razão, a população usuária deve ser sensibilizada, informada e ouvida sobre as possibilidades de um sistema de participação e controle popular. Ideias como vínculo, humanização e participação popular devem ser difundidas para que, mais conscientizada, a população se comprometa naturalmente com o sistema.

A Conferência Municipal reafirmou o que a pesquisa apontou, que a comunidade desconhece a existência do Conselho Municipal de Saúde, e questionou o que era, qual sua função e quem eram os seus membros. O controle público estabelecido por lei é ainda "letra morta", pois o trabalho que vem sendo desenvolvido pelas equipes não prioriza de fato o envolvimento da comunidade local. O poder

144 LÍRIA MARIA BETTIOL

está centrado nas equipes que cooptam lideranças e forçam a ideia de "miniconselhos".

Quanto aos "miniconselhos", todas as pessoas apontadas nas pré-conferências para delegados da 1ª Conferência Municipal automaticamente já fazem parte deles. No entanto, a escolha prévia de usuários que pensam e afinam com os interesses e posições governamentais impede qualquer possibilidade de crítica e de autonomia. Deve-se ponderar ainda que o Conselho Municipal de Saúde é deliberativo, fiscalizador e propositor da organização local de saúde. Porém, é aqui que deveria estar localizado o poder de decisão, sob o conceito de participação da sociedade civil.

Quanto à atuação do Serviço Social e seu projeto ético-político-profissional, a presença do assistente social na ESF seria primordial para a efetivação do controle público, em consonância com a liberdade, a defesa dos direitos humanos, ampliação e consolidação da cidadania, da democracia e da participação política, da equidade e justiça social nas políticas sociais. Trata-se de um projeto profissional que abarque a construção de uma nova ordem societária, articulação com os movimentos sociais e outros profissionais que tenham compromisso com a qualidade dos serviços prestados à população e com o exercício do Serviço Social sem ser discriminado, nem discriminar.[1]

Isto posto, defende-se a inserção legal do assistente social no PSF pelo Ministério da Saúde. Que ele passe a ser reconhecido socialmente como parte da equipe, com suas atribuições definidas e que não possa ser retirado da função para outras práticas não condizentes com o trabalho comunitário a que foi designado.

Muitas pessoas podem identificar tal proposta como corporativista. Entretanto, não o é. É resultado da consciência de um intelectual, trabalhador que detém um saber acumulado e disponível ao fortalecimento da sociedade civil. Ele busca viabilizar a participação

---

1 Esses são os Princípios Fundamentais do Código de Ética do Assistente Social – Resolução CFESS n. 273/93, de 13 de março de 1993.

SAÚDE E PARTICIPAÇÃO POPULAR EM QUESTÃO **145**

e democracia da população usuária dos serviços, exercendo o controle público da sociedade civil.

Faço agora uma provocação, mas orientada para reflexões futuras. Se o PSF pretende a promoção à Saúde, a articulação com os mais diferentes setores da sociedade, como pode ocorrer a composição da equipe mínima centralizada em profissionais das Ciências Biológicas sem nenhum profissional das Ciências Humanas?

Enfim, quais os rumos do PSF? A intervenção do Banco Mundial? A ideia de uma equipe mínima para oferecer um serviço mínimo ao conjunto da população é uma perspectiva neoliberal de que essa é a melhor alternativa aos países em desenvolvimento.

Trata-se de uma questão de posição governamental. E qual a finalidade de um governo, senão preservar a soberania do país e atender aos anseios da população e defender seus direitos?

Novamente estarão em cena atores sociais com posições divergentes. Entretanto, ainda, é interessante concluir um trabalho de pesquisa com tantas interrogações, tendo em vista as expectativas alimentadas por Sérgio Arouca.[2] Oxalá sua inspiração seja útil na retomada das discussões sobre as amplas possibilidades do SUS e do

---

2 Sérgio Arouca era secretário de Gestão Participativa do Ministério da Saúde e o responsável pela 12ª Conferência Nacional de Saúde, até falecer, vítima de câncer, em 2003. Médico sanitarista da Fundação Oswaldo Cruz, Arouca foi também deputado federal, tendo atuado na Assembleia Constituinte de 1988. Nascido em Ribeirão Preto, em 1941, e formado em medicina pela USP em 1966, Sérgio Arouca atuou como consultor da Organização Pan-Americana da Saúde no México, Colômbia, Honduras, Costa Rica, Peru e Cuba. Foi professor da Escola Nacional de Saúde Pública da Fundação Oswaldo Cruz (Fiocruz). Defensor incansável da participação da sociedade nas decisões de políticas para a saúde, Arouca acreditava que saúde pública não se esgota na assistência médica no momento adequado e com a qualidade necessária, mas depende de um conjunto de condições para que a população tenha uma vida saudável – reforma agrária, educação, lazer, liberdade, habitação digna, transporte etc. "A Reforma Sanitária não é um projeto técnico-gerencial, administrativo e técnico-científico; o Projeto da Reforma Sanitária é também o da civilização humana, é um projeto civilizatório, que, para se organizar, precisa ter dentro dele valores que nunca devemos perder, pois o que queremos para a Saúde,

146 LÍRIA MARIA BETTIOL

PSF, para superar os desafios prementes da saúde nacional. Apostamos em que a 12ª Conferência de Saúde não dê razão aos versos de Belchior: "Minha dor é perceber que apesar de termos feito tudo que fizemos, ainda somos os mesmos e vivemos como nossos pais".

---

queremos para a sociedade brasileira." – Sérgio Arouca, durante a Assembleia Nacional Constituinte. Fonte Eletrônica: http://www.12conferencia.com.br/index.php?command=news&news[id]=2, acessado em 10.11.2003 às 12h.

REFERÊNCIAS BIBLIOGRÁFICAS

ALVAREZ, S. E.; DAGNINO, E.; ESCOBAR, A. *Cultura e política nos movimentos sociais latino-americanos*. Belo Horizonte: UFMG, 2000.

ALVES, R. *Conversas com quem gosta de ensinar*. Campinas: Papirus, 2000.

ANAIS da 8ª Conferência Nacional de Saúde (1987). In: TEIXEIRA, S. F. *Reforma sanitária – em busca de uma teoria*, 2.ed. São Paulo: Cortez, Rio de Janeiro: Abrasco, 1995.

ANDRADE, L. O. M. Fisioterapeuta deve fazer parte do programa de Saúde da Família. *Revista O Coffito* – Conselho Federal de Fisioterapia e Terapia Ocupacional, n.19, p.13-7, jun. 2003.

ASSEMBLEIA DE SAÚDE DOS POVOS – Carta dos povos pela saúde – Bangladesh, dez. 2000.

BEHRING, E. R. Reforma do Estado e seguridade social no Brasil. *Revista Ser Social do programa de pós-graduação em política social do Departamento de Serviço Social da UnB*, n.7, p.43-80, jul./dez. 2000.

BENTO, O. Saúde em Santa Fé. *Jornal Regional*, Santa Fé do Sul-SP, 29 de novembro de 2002. p.10.

BOBBIO, N.; MATTEUCCI, N.; PASQUINO, G. (et al.) *Dicionário de política*. 4.ed. Brasília- DF: UnB, 1992.

BODSTEIN, R. (org.). *Serviços locais de saúde*: construção de atores e políticas. RJ: Relume-Dumará,1993.

148 LÍRIA MARIA BETTIOL

BÓGUS, C. M. *Participação popular em saúde*: formação política e desenvolvimento. São Paulo: Annablume – Fapesp, 1998.

BOFF, C. *Como trabalhar com o povo*. 11.ed. Petrópolis-RJ: Vozes, 1994.

BOTAZZO, C.; FREITAS, S.F.T. (org.). *Ciências sociais e saúde bucal*. Questões e perspectivas. São Paulo – Bauru, Edusc/Unesp, 1998.

BRANDÃO, C. P. *Pesquisa participante*. São Paulo: Brasiliense, 1981.

BRASIL, A. In: ZOLA, É. *Germinal*. São Paulo: Ediouro, 1986.

BRAVO, M. I. S. As políticas brasileiras de seguridade social. In: *Capacitação em Serviço Social e Política Social*. Brasília-DF: UnB, Mód. III, 2000.

BRAVO, M. I. S.; MATOS, M. C. A Saúde no Brasil; Reforma Sanitária e Ofensiva Neoliberal. In: BRAVO, M. I. S.; PEREIRA, P. A. P. (orgs.). *Política social e democracia*. São Paulo: Cortez, Rio de Janeiro: UERJ, 2002.

BRAVO, M. I. S.; PEREIRA, P. A. P. (orgs.). *Política social e democracia*. 2.ed. São Paulo: Cortez, Rio de Janeiro: UERJ, 2002. p.197-215.

BUSS, P. M. Promoção da saúde e qualidade de vida. In: *Revista Ciência e Saúde Coletiva*. n.5, v.1, 2000.

CAMPOS, G. V. S. *Reforma da reforma*: repensando a saúde. São Paulo: Hucitec, 1992.

CAMPOS, E. V. de S. *A saúde pública e a defesa da vida*. São Paulo: Hucitec, 1991.

CAMPOS, M. S. Democratização e desigualdade social no Brasil: notas sobre algumas inquietações profissionais. *Serviço Social e Sociedade*, n.57, ano XIX, jul. 1998.

CAPACITAÇÃO em *serviço social e política social*. Brasília-DF: UnB, Mód.III, 2000.

CARTILHA do *Programa Saúde da Família*. Brasília: Ministério da Saúde, 1994.

CARVALHEIRO, J. R. Os desafios para a saúde. *Revista Estudos Avançados* – Dossiê Saúde Pública. (USP: Instituto de Estudos Avançados-IEA), v.1, n.35, 1999.

CASTEL, R. *Metamorfoses da questão social*: uma crônica do salário. 3.ed. Petrópolis: Vozes, 2001. (Zero à esquerda).

CFESS – Conselho Federal de Serviço Social. *Serviço social na área de saúde no Brasil*. Setembro, 1995.

_____. *Código de ética do serviço social 13 de março de 1993*. 3.ed. Brasília-DF: CFESS, 1997.

CHAUÍ, M. *O que é ideologia*. 2.ed. São Paulo: Brasiliense, 1983.

_____. Se não mudar, Lula pra quê? *Revista Primeira Leitura*, n.17, jul. 2003.

CHIAVENATO, J. J. *As lutas do povo brasileiro*: do "Descobrimento" a Canudos. 15.ed. São Paulo: Moderna, 1988.

COSTA, D. S.; CASTRO, M. D. R.; SOUZA, P. S. A (in)subordinação dos trabalhadores nas associações comunitárias. *Serviço Social e Sociedade*, ano XVIII, p. 99-116, ago. 1992.

COHN, A. Mudanças econômicas e políticas de Saúde no Brasil. In: LAURELL, A.C. (org.) *Estado e políticas sociais no neoliberalismo*. 2.ed. São Paulo: Cortez, 1997, p. 225-44.

CRESS – Conselho Regional de Serviço Social do Estado de SP- 9ª região. Assistente social trabalhador da área: pela ampliação da equipe da Saúde da Família. *Jornal Informação CRESS*. Setembro de 2001, n.36, p.3.

DÉCIMA PRIMEIRA (11ª) Conferência Nacional de Saúde. Brasília-DF: 15 a 19 de dezembro de 2000. O Brasil falando como quer ser tratado: efetivando o SUS: acesso, qualidade e humanização na atenção à Saúde como controle social: relatório final. MINISTÉRIO da Saúde/Conselho Nacional de Saúde. Brasília-DF: Ministério da Saúde, 2001.

DECKER, I. R. PSF: avanço na saúde mas ainda continuam distorções. *Revista O Coffito* – Conselho Federal de Fisioterapia e Terapia Ocupacional, n.17, p.30-5, dez. 2002.

DEMO, P. *Participação é conquista*. 3.ed. São Paulo: Cortez, 1996.

_____. *Cidadania tutelada e cidadania assistida*. Campinas: Autores Associados, 1995.

DIAS, R. *Construindo a organização popular*. São Paulo: CEPIS – Centro de educação popular do Instituto Sedes Sapientiae, 1985.

FALEIROS, V. P. *Estratégias em Serviço Social*. São Paulo: Cortez, 1997.

_____. *Saber profissional e poder institucional*. São Paulo: Cortez, 1997.

FAUNDEZ, A. *O poder da participação*. São Paulo: Cortez, 1993. (Questões de Nossa Época, v.18.)

FARIA, R. M. et al. *História*. Belo Horizonte: Lê, vol. III, 1993.

150 LÍRIA MARIA BETTIOL

FERNANDES, M. I. A. A nova ordem: narcisismo expandido e interioridade confiscada. In: *Fim de século:* ainda manicômios? São Paulo: IPUSP, 1999, p.39-46.

FERREIRA, F. W. O papel da organização social (popular) na conquista de democracia. In: *O processo de democratização na sociedade brasileira contemporânea:* 20 anos de luta pela cidadania. São Paulo: Sesc, dez. 1999, p.56-69.

FILHO, L. T. P. Iniciativa Privada e Saúde. *Revista Estudos Avançados –* Dossiê Saúde Pública. USP: Instituto de Estudos Avançados – IEA, n.35, v.1, 1999.

FINAMOUR, J. *Cuba exporta saúde.* Havana: v. 2, s. d. (Atualidades – Livreto)

FLEURY, M. T. L.; FISCHER, R. M. *Processo e relações de trabalho do Brasil.* São Paulo: Atlas, 1987.

FLEURY, S. T. (org.) *Reforma sanitária:* em busca de uma teoria. São Paulo: Cortez, Abrasco, 1995.

GIANNOTTI, J. A. *Trabalho e reflexão.* São Paulo: Brasiliense, 1983.

GOUVEIA, R.; PALMA, J. J. SUS: na contramão do neoliberalismo e da exclusão social. *Revista Estudos Avançados –* Dossiê Saúde Pública. USP: Instituto de Estudos Avançados – IEA, n.35, v.1, 1999.

GOUVEIA, R. *Saúde pública, suprema Lei:* a Nova Legislação para a conquista da saúde. São Paulo: Mandacaru, 2000.

GRAMSCI, A. *Concepção dialética da História.* 4.ed. Rio de Janeiro: Civilização Brasileira, 1981.

IAMAMOTO, M. V. *O serviço social na contemporaneidade:* trabalho e formação profissional. São Paulo: Cortez, 1998.

IANNI, O. *A era do globalismo.* Rio de Janeiro: Civilização Brasileira, 1996.

IYDA, M. *Cem anos de saúde pública:* a cidadania negada. São Paulo: Hucitec, 1994.

JORNAL DO CONASEMS – Publicação do Conselho Nacional de Secretários Municipais de Saúde, jan. 2001, ano VI, n.69.

KLOETZEL, K. *O que é medicina preventiva.* São Paulo: Abril Cultural/Brasiliense, 1985.

KOSHIBA, L.; PEREIRA, D. M. F. *História do Brasil.* 7. ed. São Paulo: Atual, 1996.

KRIPPENDORF. J. *Sociologia do turismo.* 3.ed. São Paulo: Aleph, 2003.

SAÚDE E PARTICIPAÇÃO POPULAR EM QUESTÃO 151

LAURELL, A. C. (org.) *Estado e políticas sociais no neoliberalismo*. 2.ed. São Paulo: Cortez, 1997.

LEI nº 8.080 de 19 de setembro de 1990. (Regulamentação do SUS)

LEI ORGÂNICA DA SAÚDE – LOS – de número 8.080/90 e 8.142/90.

LESBAUPIN, I. (org.). *O desmonte da Nação* – balanço do governo FHC. 3.ed. Petrópolis: Vozes, 1999.

LOPES, J. C. C. *Saúde e Cidadania*. O que estamos falando? Programa Integrar – CUT/Confederação Nacional dos Metalúrgicos, s. d.

LOPES, J. R. *A administração pública e os municípios*. Um ensaio sobre o princípio de gestão e a construção da esfera pública. Texto apresentado na I Conferência Municipal de Assistência Social de Caçapava, SP, 1999 (mimeografado).

LOPES, L. R. A crise de 1929 e seus reflexos na economia brasileira. In: FARIA, R. M. et al. *História*. Belo Horizonte: Lê, vol. III, 1993. p. 77-8.

LÖWY, M. *Ideologia e Ciência Social*: elementos para uma análise marxista. 7.ed. São Paulo, 1991.

MANUAL *para a organização da atenção básica*. Brasília-DF: Ministério da Saúde/Secretaria de Assistência à Saúde, 1999.

MARTINELLI, M. L. O Serviço Social na transição para o próximo milênio: desafios e perspectivas. *Serviço Social e Sociedade*, n.57, ano XIX, jul. 1998.

_____ (org.). *O uso de abordagens qualitativas na pesquisa em Serviço Social*: um instigante desafio. São Paulo: Núcleo de Estudos e Pesquisas sobre Identidade (PUC-SP), 1994a.

_____. Seminário sobre metodologias qualitativas de pesquisa. *Cadernos do Núcleo de Estudos e Pesquisa sobre Identidade* (PUC-SP), maio/1994b.

MARTINS, J. S. *A sociabilidade do homem simples*: cotidiano e história na modernidade anômala. São Paulo: Hucitec, 2000.

MERHY. E. E. *A saúde pública como política*. São Paulo 1920-1948. Os movimentos sanitários, os modelos tecno-assistenciais e a formação das políticas governamentais. São Paulo: Hucitec, 1992.

MINAYO, M. C. S. (org.). *Pesquisa social*: teoria, método e criatividade. Petrópolis: Vozes, 1994.

_____. *O desafio do conhecimento*: pesquisa qualitativa em saúde. 7.ed. São Paulo: Hucitec, Rio de Janeiro: Abrasco, 2000.

MINAYO, M. C. S. (org.), HARTZ, Z. M. A.; BUSS, P. M. Qualidade de vida e saúde: um debate necessário. *Revista Ciência e Saúde Coletiva*, n.5 (1), p.7-18, Rio de janeiro: 2000.

_____. *Primeiro Seminário de experiências internacionais em saúde da família*: relatório final. Brasília-DF: Coordenação de Atenção Básica/Ministério da Saúde, 1999a.

_____. *Revista Promoção da Saúde*. – Experiências saudáveis. Brasília: Ministério da Saúde, ano 1, n.2, nov./dez. 1999b.

_____. *Manual para a organização da atenção básica*. Ministério da Saúde – Secretaria de Assistência à Saúde. Brasília: Ministério da Saúde, 1999c.

MINISTÉRIO da Saúde. *Décima Primeira Conferência Nacional de Saúde*. – Brasília-DF: 15 a 19 de dezembro de 2000 – O Brasil falando como quer ser tratado: efetivando o SUS: acesso, qualidade e humanização na atenção à Saúde como controle social (relatório final). Brasília-DF: Conselho Nacional de Saúde Ministério da Saúde, 2001.

NETTO, J. P. *Cotidiano, conhecimento e crítica*. São Paulo: Cortez, 1995.

_____. FHC e a política social: um desastre para as massas trabalhadoras. In: LESBAUPIN, I. (org.). *O desmonte da Nação* – balanço do governo FHC. 3.ed. Petrópolis: Vozes, 1999.

NOGUEIRA, V. M. R. Assimetrias e tendências da seguridade social. *Revista Serviço Social e Saúde*, n.65, ano XXII, março 2001.

NUNES, E. D. As ciências sociais em saúde na América Latina: uma história singular. In: BOTAZZO, C.; FREITAS, S. F. T. (org.). *Ciências Sociais e Saúde Bucal*. Questões e perspectivas. São Paulo – Bauru: Unesp/Edusc, 1998.

OLIVEIRA, M. A. F. *Do canto (lugar) maldito ao ponto (lugar) seguro*: representações de manicômio. São Paulo: Selecta, 2002.

O PROCESSO de democratização na sociedade de Brasileira Contemporânea: 20 anos de luta pela cidadania. São Paulo: Sesc, dez. 1999.

PEREIRA, L. C. B. In: BEHRING, Elaine Rossett: Reforma do Estado e seguridade social no Brasil. *Revista Ser Social do Programa de Pós-Graduação em Política Social do Departamento de Serviço Social da UnB*. Brasília-DF: n.7, p.43-80, jul./dez. 2000.

PEREIRA, P. A. P. A política social no contexto da seguridade social e do Welfare State: a particularidade da Assistência Social. *Serviço Social e Sociedade*, n.56, ano XIX, mar. 1998.

SAÚDE E PARTICIPAÇÃO POPULAR EM QUESTÃO **153**

PINOTTI, J. A. Saúde Roubada: como devolvê-la? *Folha de S.Paulo*, jul. 2000, p.A-3.

PIRES, D. *Reestruturação produtiva e trabalho em Saúde no Brasil*. São Paulo: Confederação Nacional dos Trabalhadores em Seguridade Social – CUT – Annablume, 1998.

PRIMEIRO SEMINÁRIO de experiências internacionais em saúde da família: relatório final. Brasília-DF: Coordenação de Atenção Básica/Ministério da Saúde, 1999.

QUEIROZ, M. I. P. Relatos orais: do indizível ao dizível. In: *Experiências com histórias de vida*. Enciclopédia aberta de Ciências Sociais, n.5, São Paulo: Vértice – Revista dos Tribunais, 1988.

_____. *Variações sobre o emprego da técnica de gravador no registro da informação viva*. São Paulo: T. A. Queiroz, 1991. (Biblioteca Básica de Ciências Sociais – série 2, textos, v. 7.)

REIS, M. B. M. O debate teórico acerca dos "novos movimentos sociais" no Brasil: um balanço crítico. *Revista Serviço Social e Movimento Social*. São Luís: EduFFMA, p.119-30, 2000.

REVISTA Promoção da saúde – Experiências Saudáveis. Brasília: Ministério da Saúde, ano 1, n.2, nov./dez. 1999.

REZENDE, A. L. M. *Saúde – dialética do pensar e do fazer*. 2.ed. São Paulo: Cortez, 1989 (Saúde e Sociedade).

RICO, E. M. (org.). *Avaliação de políticas sociais:* uma questão em debate. São Paulo: Cortez, Instituto de Estudos Especiais, 1998.

ROSEN, G. *Uma história da saúde pública*. São Paulo: Unesp/Hucitec/Abrasco, 1994.

SADER, E. *Quando novos personagens entraram em cena:* experiência e luta dos trabalhadores da Grande São Paulo. São Paulo: Paz e Terra, 1988.

_____. *O anjo torto:* direita e esquerda no Brasil. São Paulo: Brasiliense, 1995.

SANT'ANNA, L. O mito da boa saúde pública. In: *O Estado de S. Paulo*, 4 de maio de 2003, p.A-21.

SANTOS, V. G. do. *Cidadania e Justiça:* a política social na ordem brasileira. Rio de Janeiro: Campus, 1979. (Contribuição em Ciências sociais – 1.)

SCHLITTLER SILVA, H. e VALIA, V. apud SINGER. O Brasil no contexto do capitalismo internacional – 1889-1993. In: HOLANDA,

S. B. de; FAUSTO, B. (orgs.). *História Geral da Civilização Brasileira*, 2.ed. São Paulo: Difel, 1977, tomo III, v.1, p.369.

SECRETARIA DA SAÚDE. Estado de São Paulo. *Cartilha: informações e conceitos básicos para consolidação do SUS.* São Paulo: nov. 2000.

SESC-SP. *O processo de democratização na sociedade brasileira contemporânea.* Taubaté, 1999.

SEVERINO, A. J. *Metodologia do trabalho científico:* diretrizes para o trabalho didático científico na universidade. 9.ed. São Paulo: Cortez/Ed. Autores Associados, 1983.

SILVA, A. A. A profissão de assistente social no limiar do novo século. *Revista O Social em questão,* v.2, n.2, ano I, 2º semestre de 1997.

SINGER, P. *A crise do "milagre"*– interpretação crítica da economia brasileira. Rio de Janeiro: Paz e Terra, 1978.

_____. CAMPOS, O.; OLIVEIRA, E. M. *Prevenir e curar:* o controle social através dos Serviços de Saúde. 3.ed. Rio de Janeiro: Forense Universitária, 1988.

SIGDMORE, T. *Brasil de Castelo a Tancredo 1964-1985.* Rio de Janeiro: Paz e Terra, 1991.

SOUZA, M. L. *Desenvolvimento de comunidade e participação.* 5.ed. São Paulo: Cortez, 1996.

SPOSATI, A.; LOBO, E. Controle social e políticas de saúde – *Cadernos de Saúde Pública.* Rio de Janeiro, nº 8 (4) out./dez. 1992 (366-78)

SPOSATI, A. (org.). *Os direitos (dos desassistidos) sociais.* São Paulo: Cortez, 1994.

_____. A Constituição de 1988 e o percurso das políticas sociais públicas no Brasil. In: SESC-SP. *O processo de democratização na Sociedade Brasileira Contemporânea.* Taubaté, 1999.

TEIXEIRA, M. J. de O. O Programa Saúde da Família, o Serviço Social e o canto do rouxinol. In: BRAVO, M. I. S.; PEREIRA, P. A. P. (orgs.). *Política social e democracia.* 2.ed. São Paulo: Janeiro: UERJ, 2002, p. 235-54.

TEIXEIRA, S. F. *Reforma Sanitária – em busca de uma teoria.* 2.ed. São Paulo: Cortez, Rio de Janeiro: Abrasco, 1995.

TEIXEIRA, S. C.; MONTEIRO, V. O.; MIRANDA. V. A. Programa médico de família no município de Niterói. *Estudos Avançados.* São

Paulo: Instituto de Estudos Avançados da Universidade de São Paulo – USP, n. 35, v. l, 1999.

TEMPORALIS – Revista da Associação Brasileira de Ensino e Pesquisa em Serviço Social, v. 1, n. 2. Brasília-DF: ABEPSS jul./dez. 2000.

THIOLLENT, M. *Metodologia da pesquisa-ação*. 2 ed. São Paulo: 1986.

TOLEDO, E. G. Neoliberalismo e Estado. In: LAURELL, A. C. (org.). *Estado e políticas sociais no neoliberalismo*. 2.ed. São Paulo: Cortez, 1997.

TRIVINOS, A. N. S. *Introdução à pesquisa em Ciências Sociais*: a pesquisa qualitativa em educação: o positivismo, a fenomenologia, o marxismo. São Paulo: Cortez, 1990.

VASCONCELOS, E. M. et al. *Educação Popular e a atenção à saúde da Família*. 2.ed. São Paulo: Hucitec, Sobral: Uva, 2001.

VASCONCELOS, E. M. Serviço Social e Interdisciplinaridade. *Serviço Social e Sociedade*. São Paulo: Cortez, n. 54, Ano XVIII, Jul. 1997.

VIEIRA, E. *Democracia e política social*. São Paulo: Cortez/Autores Associados, 1992.

WANDERLEY, L. E. Democracia, cultura e desenvolvimento de comunidade. In: *Serviço Social e Sociedade*, n.36, ano XII, p. 21-32, agosto 1991.

_____. *Cidadania e justiça*. Rio de Janeiro: Campus, 1979.

YAZBECK, M. C. *Classes subalternas e assistência social*. São Paulo: Cortez, 1996.

ZOLA, É. *Germinal*. São Paulo: Ediouro, 1986.

Referências eletrônicas

www.datasus.gov.br
www.melfinet.com.br/santafedosul
www.santafedosul.sp.gov.br
www.seade.gov.br
www.saude.gov.br

SOBRE O LIVRO

Formato: 14 x 21 cm
Mancha: 23,7 x 42,5 paicas
Tipologia: Horley Old Style 10,5/14
Papel: Off-set 75 g/m² (miolo)
Cartão Supremo 250 g/m² (capa)
1ª edição: 2005
1ª reimpressão: 2012

EQUIPE DE REALIZAÇÃO

Edição de Texto
Rogério Jonck (Copidesque)
Sandra Garcia Cortés (Preparação de Original)
Ruth Mitsue Kluska e
Luciane Ap. Barbosa de Lima (Revisão)
Marcela Roncalli (Atualização Ortográfica)

Editoração Eletrônica
Casa de Ideias (Diagramação)

Impressão e acabamento

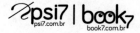